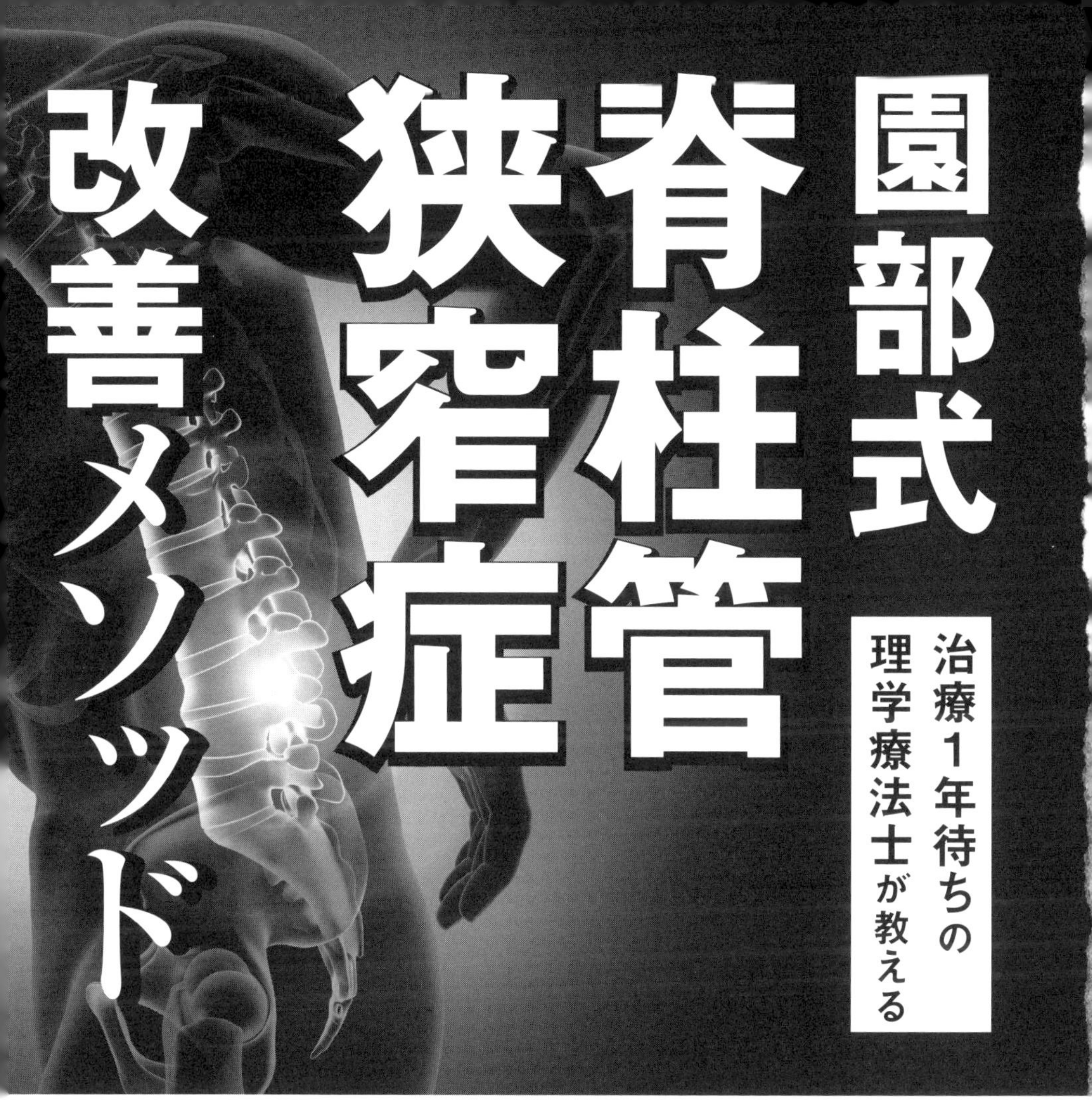

治療1年待ちの
理学療法士が教える

園部式 脊柱管狭窄症改善メソッド

理学療法士
コンディション・ラボ所長
園部俊晴

彩図社

はじめに

この本を手にとったあなたは、腰やお尻から足にかけて痛み・痺れがあり、病院の検査で「脊柱管狭窄症《せきちゅうかんきょうさくしょう》」と診断された方ではないでしょうか。そして、おそらく薬を飲んだり、週に2回リハビリに通うなどしていても、なかなか症状が改善しなくて困っているのではないかとお察しします。

加えて、長引く症状に「このままでは将来手術になるの?」「いつか歩けなくなってしまうの?」と心配になってしまい、藁にもすがる思いで、この本を手にとっていただいたのではないでしょうか。

私は30年以上にわたり理学療法士として、スポーツ整形外科が全国的に有名な総合病院のリハビリテーション室で患者さんへの運動療法の指導に従事してきました。私が長年の施術経験から考えること、それは「その痛みや痺れは、本当に脊柱管狭窄症が原因となって表れた症状なのか？」ということです。

ずっとつらい脚の痛みや痺れが治らない本当の理由は、そもそも脊柱管狭窄症と無関係かもしれないからです。もっと言ってしまうと、むしろその方が多いと私は感じています。

医療者として、私が最も大切にしていることがあります。それは**「患者さんが自分の家族だったら、どのような選択をするか」**という思いです。

そんなの当たり前のことではないかと思う人も多いかもしれません。しかし、実際の医療現場では「自分の家族に本当にこんなことを選択させるのか」「自分の大切な人にもこんな説明の仕方ができるのか」と言いたくなるような対応をしている医療従事者は決して少なくないと感じます。

だからこそ、「もし私の母が脊柱管狭窄症と診断されたら、まずどのように考えるのか」と仮定すると、「本当に脊柱管狭窄症が原因なのか？」を考えたいのです。そして、患者である皆さまに対しても、同じように考えています。

どのような動きをすると症状が現れるのか、痛みや痺れと動作はどのような関係があるのか、どうすればあなたの痛みや痺れを改善することができるのか。本書ではそのことを一つ一つ丁寧にチェックしていき、本当の原因を探っていきたいと思います。チェックの結果で、本当に脊柱管狭窄症による症状である場合も、可能な限りの改善策を提案します。

この本では、あなたの痛みや痺れの本当の原因を知っていただくと共に、ずっとつらい症状を解消するセルフケアの方法をお伝えしていきます。どれも1分ほどでできる簡単な方法です。

それでは、ここからあなたの悩みを私と一緒に改善していきましょう！

『園部式　脊柱管狭窄症改善メソッド』
目次

目次

第2章 原因部位発見メソッド

あなたの痛み・痺れはどこから？

第3章 脚の痛みや痺れの原因別セルフケア

第4章　予防のためのデイリーケア

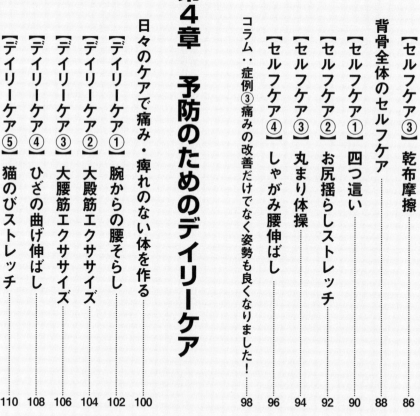

【動画の使い方】

本書で紹介するセルフチェック方法やセルフケアは、該当ページ内にあるQRコードをスマホで読み取ると動画で確認できます。

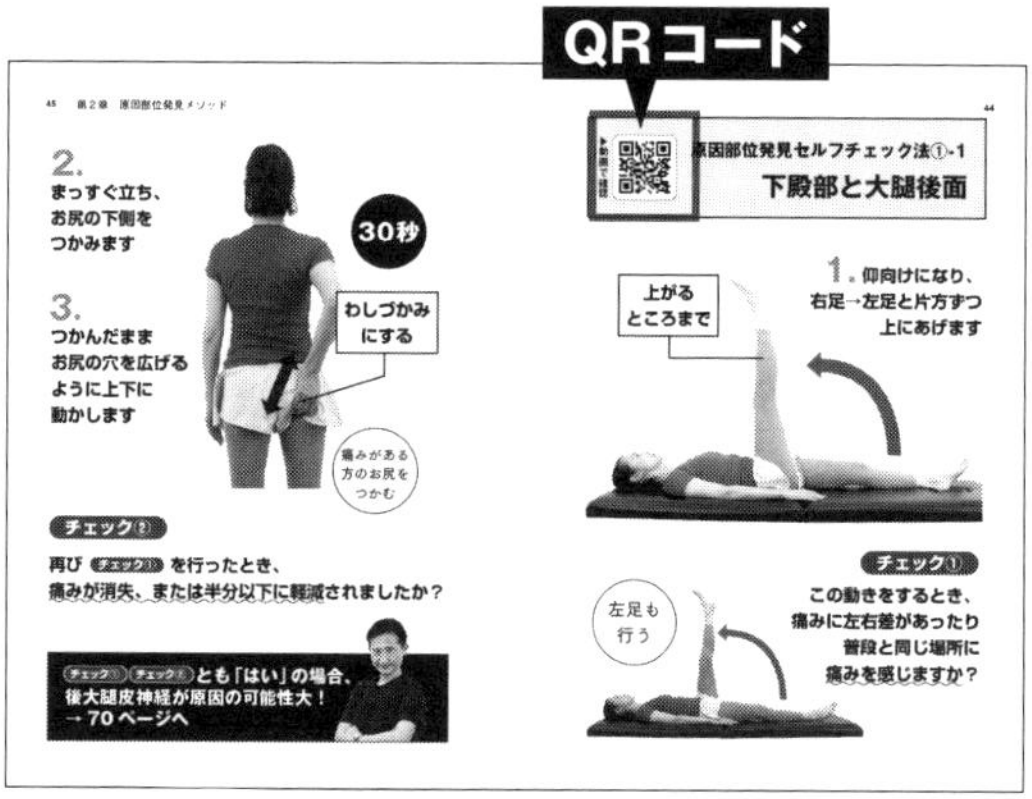

YouTubeチャンネル
『園部式 脊柱管狭窄症 改善メソッド』で
公開中です！

（https://www.youtube.com/channel/UCDVsnP3IPKow84cqG1Q8kwA）

【用意するもの】

・テニスボール

セルフチェックやセルフケアで使用します。
100円ショップで購入できるもので十分です。

・横になれるスペースと椅子

セルフチェックやセルフケアの多くは
寝て行ったり、座って行います。

第1章
その症状、本当に脊柱管狭窄症が原因なのか?

01

脊柱管狭窄症とは何か？

神経の走る空間が狭くなる

この本を手に取ってくださった方は、病院で「あなたは脊柱管狭窄症です」という診断を受けた方でしょうから、脊柱管狭窄症がどのような病気なのか、すでに説明を受けているかと思います。

ですが、いま一度ここで定義をはっきりさせ、簡単に説明していきたいと思います。

脊柱管狭窄症は、医学的には「腰《よう》部《ぶ》脊柱管狭窄症《せきちゅうかんきょうさくしょう》」という名称が正式です。

まず「脊柱管」とは何か、図を用いてご説明しましょう。

脊柱管とは、イメージしやすいように簡単に言うと、背骨の中にあるトンネルのことで、そこには脳から続いている脊髄神経《せきずいしんけい》が通っています。加齢や日常的な動作の癖によって変形した周囲の組織（椎間板や黄色靱帯《おうしょくじんたい》、椎骨［＝背骨］、関節から突き出た骨）などによって、脊柱管が、ひいては**トンネル内部を通る神経が圧迫されます。**神経が圧迫されると、血流が低下して痛みや痺れといった症状が表れることになります。

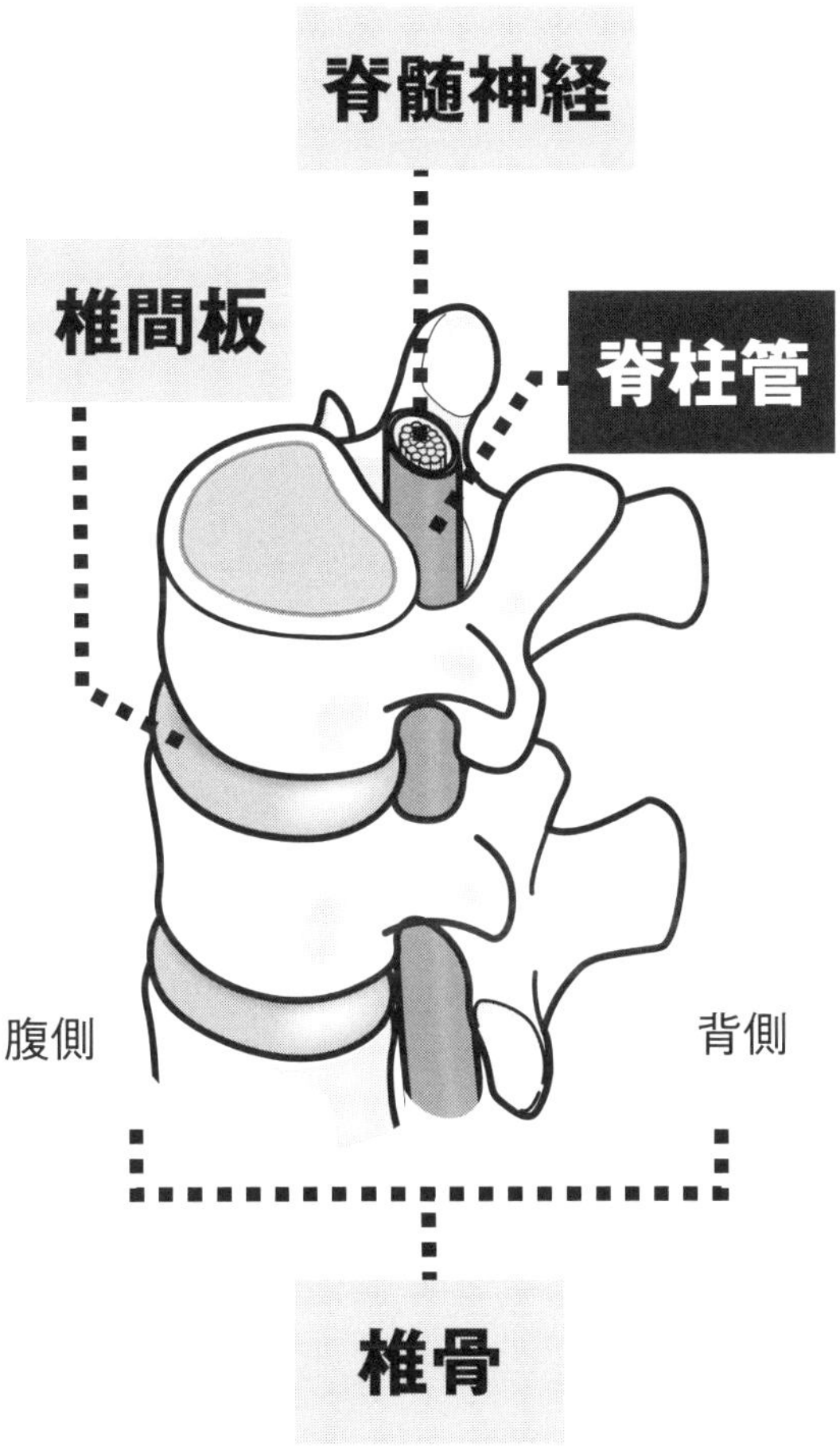

どのような症状が出るのか？

神経の圧迫により、腰から足にかけての痛みや痺れといった症状が表れますが、中でも特徴的なものが**「間欠性跛行《かんけつせいはこう》」**です。**歩いているうちに足に痛みや痺れが生じることで、休み休みにしか歩けなくなるという症状**です。少し休めば症状は治まるものの、歩き出すとまた症状が表れて次第に歩ける距離が短くなってしまう人もいます。

距離は人によって、症状によって異なるため一概に言うことはできませんが、一般に１００～１０００メートルを続けて歩くことができない場合は間欠性跛行とみなされ、程度がひどくなると50メートルも続けて歩くことができなくなります。そして、それに該当する人は決して少なくありません。

他に、一般的に挙げられる症状には次のものがあります。

- 立っているときの足・お尻・太ももの裏への痛み・痺れ
- 後ろに腰を反るとつらい、痛い
- 前かがみになったり、腰をかけると楽になる

- 筋力の低下
- 便秘、頻尿、尿もれ、残尿感などの排尿・排便障害

いずれも安静時は症状として表れないことが多いです。最後の排尿・排便障害まで至っていると、神経が強く圧迫されている可能性があるため、早めに医師の診断を仰いだ方がいいでしょう。

ここまで読んで「私に当てはまる症状だ。ということは、私は脊柱管狭窄症で間違いないのだ」と思われた方もいらっしゃるでしょうが、少しお待ちください。

「腰から足にかけて痺れ・痛みがある」場合でも、実はその原因が脊柱管狭窄症にあるとは限らないのです。真の原因が他にある可能性は十分に高いといえます。それについて、次のページからご説明していきます。

02

痛みの原因が脊柱管狭窄症とは限らない

どのようなプロセスで診断されるのか

脊柱管狭窄症と診断されるまでのプロセスは、多くの病院で次のようなものでしょう。

患者さんの年齢が50歳以上で、腰痛や下肢《かし》（股関節から足までの部分）の痛みや痺れを訴えた場合、多くの医師はまず脊柱管狭窄症を疑って、そしてレントゲンやMRI、他にも検査を行います。

その結果、レントゲンで脊柱のすべり、MRIで脊柱管の狭小、他に腰痛、下肢痛、間欠性跛行、痺れなどの感覚障害……これだけの情報が揃っていれば、通常は脊柱管狭窄症と診断されます。ごく一般的な流れですので、同じように検査を受けて診断がついた方も多いでしょう。

しかし、先述のとおり、このプロセスで脊柱管狭窄症と診断された人が本当に脊柱管が狭いことによって症状を出していたのかについては、私は甚だ疑問に思っています。

その理由はたくさんありますが、最も大きな理由は、**脊柱管が狭いことが症状に全く影響していない人でも、同様の検査結果が出ることは非常に多い**からです。

脊柱管狭窄の有無と、症状の関係性

和歌山県立医科大学が２０１３年に「一般地域住民における腰部脊柱管狭窄症の画像と臨床症状の関連性」の調査研究を行い、次のように報告しました。「50歳以上（平均66・９歳）のヒト９３８例を無作為にＭＲＩ検査したところ、77・９％の人に中等度以上の脊柱管狭窄があった。そのうち、症状を有していたのは12・９％だった」（＊１）

これは、画像診断の現実を示す大変興味深い報告です。中等度以上の脊柱管狭窄が約８割もの人に見つかったのに対し、**症状を有していたのはわずか１割**

脊柱管狭窄症の画像と臨床症状の関連性

50歳以上（平均66・9歳）のヒト938例を無作為にMRI検査

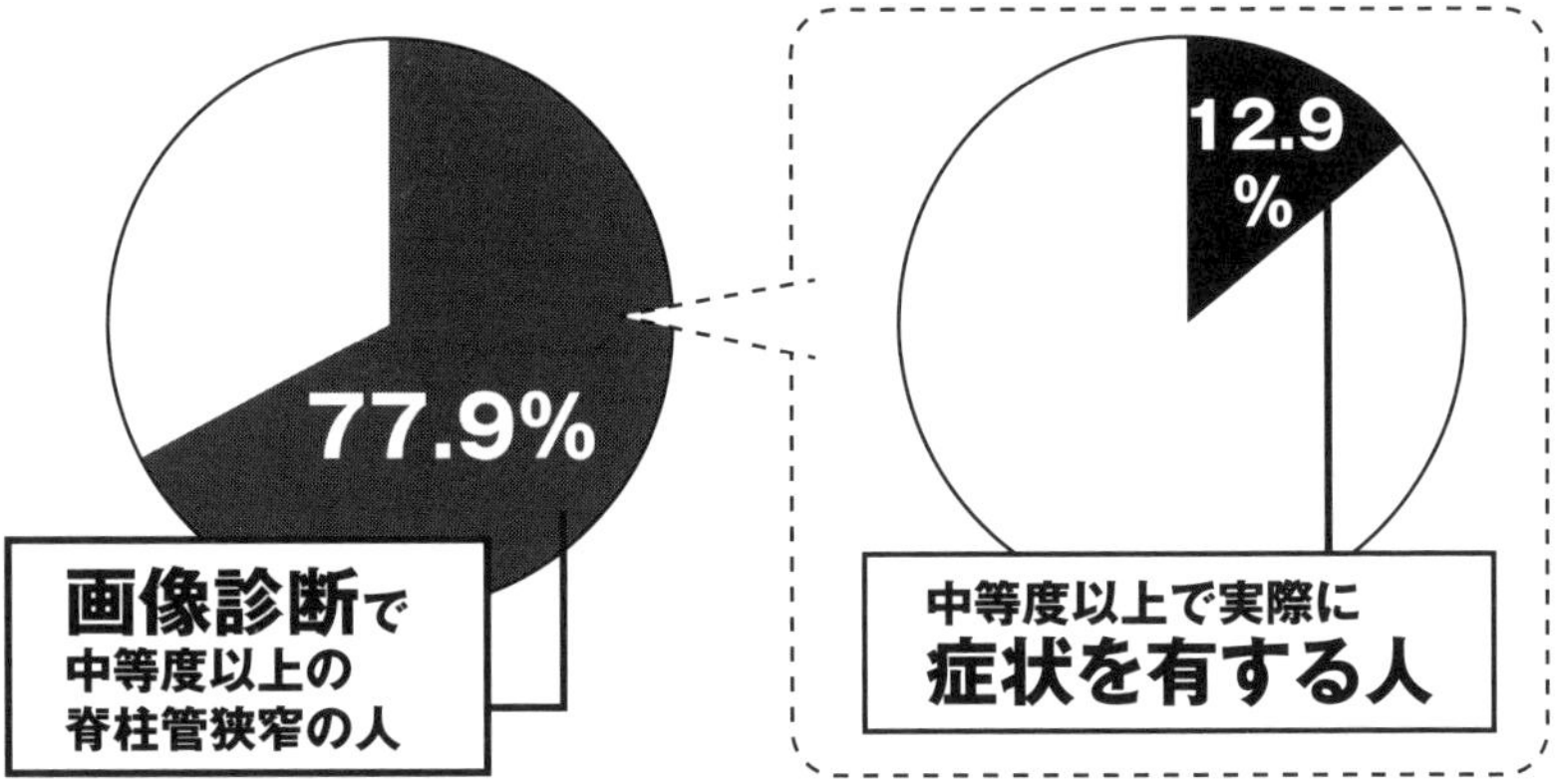
77.9%
画像診断で
中等度以上の
脊柱管狭窄の人
12.9
%
中等度以上で実際に
症状を有する人

強と聞いて、驚いた人は多いのではないでしょうか。

さらに、それだけではありません。この12・9%のうち、本当に脊柱管狭窄で症状を出しているのはもっと少ないと考えるのが妥当だと考えられます。

つまり**脊柱管狭窄症＝現在の症状とは言えない**のです。

もちろん脊柱管狭窄があって、症状がそれによって出ている人もいると思います。しかし、その比率はそれほど多くないということが今回の報告からもわかるのではないでしょうか。

和歌山県立医科大学が発表した論文の他にも、画像診断と実際の症状には相関関係がほとんどないとする論文が複数あります（＊2）。

これらの報告が示すように、症状の有無にかかわらず、50歳を超えると多くの人に脊柱管の狭窄があるわけです。中等度以上の脊柱管狭窄がある人の割合と症状を有する人の割合を比べてみても、症状と関連があるかどうかは相当曖昧だと思いませんか。

つまり、**「脊柱管が狭窄しているか」を知るには、レントゲンやMRIといった画像診断が有効的ですが、「脊柱管狭窄が痛みに関係するか」を知るには、それだけでは不十分**だということですね。

こうした事情をよくわかっている医師は、画像と症状が一致しているかという点について、疑問であることをよく知っています。そのため、MRIで脊柱管の狭窄を認めても、すぐにこれが原因とは考えません。多角的な視点で捉える必要があるのです。

しかし、診断名をつけないと保険が適用されないし注射や薬も出せないので、画像診断だけで診断名をつけることもあるというのが現状です。

補足ではありますが、ひざや肩の症状にも同様のことが言えます。ひざの変形、半月板の損傷、腱板断裂《けんばんだんれつ》など、レントゲンやＭＲＩで異常があっても症状が出ていないことはよくあります。むしろその方が多いほどです。私の臨床感覚からすれば、本当に脊柱管が狭窄していることで症状を出している人は、先ほどの論文と同様で、それほど多くないと感じています。

ですから、どの部位を診るときも、画像だけで判断せず多角的な視点で診ていく必要があると私は考えています。

私の施設には、脊柱管狭窄症と診断されていらっしゃる患者さんが多くいます。ですが私は、**脊柱管狭窄症と診断された方に、腰はまったく施術しないで脚から施術するようにしています**。実際に、脚だけの施術で症状がほとんどなくなってしまう例は多いのです。

腰部脊柱管狭窄症に対して、脚への施術で症状が改善する。これは何を意味するかというと、「症状の原因は腰ではなく、腰より下部、脚にある」ということです。

批判があることを承知で言うと、レントゲンやＭＲＩといった画像による診断と問診だけで、あなたの症状が脊柱管狭窄症によるものだと確定することは困難だと言えます。私には、親しくしている医師がたくさんいますが、そのようにおっしゃる先生は少なくありません。

だからこそ、まずはじめに「本当に脊柱管が狭いことによって症状が出ているのか？」という疑問から始めることが、医療者にとっても、患者にとっても大切であると考えています。

(*1)Y Ishimoto.,et al.：Associations between radiographic lumbar spinal stenosis and clinical symptoms in the general population: the Wakayama Spine Study. Osteoarthritis Cartilage. Jun;21(6):783-8. 2013 .

(*2)『無症候性集団における脊椎変性の画像特徴に関する系統的な文献レビュー』
Brinjikji W,et al.：Systematic literature review of imaging features of spinal degeneration in asymptomatic populations. AJNR Am J Neuroradiol. Apr;36(4):811-6. 2015.

『腰部脊柱管狭窄症の機能診断における三次元運動学的解析の価値の検討』
Silvio Antonio Garbelotti Jr. An investigation of the value of tridimensional kinematic analysis in functional diagnosis of lumbar spinal stenosis. Gait Posture. 40(1):150-3.2014.

03

腰痛は脊柱管狭窄症と関係ない？

腰痛と下肢痛の関係性とは

脊柱管狭窄症と診断された方の多くは、腰痛を持っています。

ですが、私は脊柱管狭窄症と腰痛は、別であると考えています。

前述の通り、脊柱管狭窄症は脊柱管が狭くなることで背骨の中の神経を圧迫し、下肢の痛みや痺れを出す病気です。しかし、**腰痛に関しては、はっきりわかっていない**のです。

「腰部脊柱管狭窄症診療ガイドライン２０２１（改訂第２版）」の６ページ目にも次のような記述があります。

腰部脊柱管狭窄症　診断基準

下記の４項目をすべて満たす場合に腰部脊柱管狭窄症と診断する
①殿部から下肢の疼痛やしびれを有する
②殿部から下肢の症状は、立位や歩行の持続によって出現あるいは増悪し、前屈や座位保持で軽減する
③腰痛の有無は問わない
④臨床所見を説明できるＭＲＩなどの画像で変性狭窄所見が存在する

わかりやすく言い換えると、腰部脊柱管狭窄症の診断には、「①お尻から足にかけて痛みや痺れがある」「②その痛みや痺れは立ったり歩いたりすると表れたりひどくなるが、前かがみになったり座ったた姿勢では良くなる」「③腰痛はあってもなくてもいい」「④画像診断で見たところ、脊柱管が狭くなっている」という４点が基準になるということですね。

この他に、患者の年齢、既往歴（糖尿病や動脈硬化）、下肢症状の状態などを点数化した、腰部脊柱管狭窄症の診断サポートツールが作成されており、画像所見とあわせて使用されています。

お尻から足にかけての痛みや痺れといった症状に対して、③の「腰痛はあってもなくてもいい」という点からも、**脊柱管狭窄症における腰痛はそれほど重**

視されていない症状だとわかります。

これらの情報を踏まえ、私は、腰痛と下肢痛がある場合は「別の原因で生じている」と考える方が理にかなっている」と考えています。**腰痛は脊柱管が狭いことではなく、他の原因で生じていると考えられる**ということです。

脊柱管狭窄症は高齢者に生じる病気ですが、高齢者はそもそも腰痛を持っている人が多いですよね。だから、脊柱管狭窄の有無にかかわらず、腰痛が生じている可能性があるわけです。

つまり、「①高齢者の大半は脊柱管が狭い」「②高齢者の多くは腰痛を有している」、この2つが重なることが多いので勘違いされがちですが、実は関連がない可能性が高いことがわかると、腰痛に対する改善方法も見えてくるわけです。

重ねて言いますが、脊柱管狭窄症特有の症状は腰痛ではなく、あくまでも下肢の痛みと痺れ、そしてそれに伴う間欠性跛行です。

そのため本書では、**下肢痛と間欠性跛行についてのチェック方法と改善方法**を説明していきます。

04

一般的な治療法はどのようなもの？

保存療法→手術のプロセスが一般的だが……

先述したように、MRIなどの画像診断や腰痛・下肢痛といった症状、間欠性跛行といった運動障害、痺れなどの感覚障害……これだけの情報が揃っていれば、まず脊柱管狭窄症と診断されます。

そして、脚が極端に動かない（足首が上げられない、つま先立ちができないといったほどに弱い）、膀胱直腸障害（便や尿が出にくくなる、自分でコントロールできなくなる）などの症状がない限り、いきなり手術になることはほとんどないと思います。

手術の前に行う保存療法として、まずは薬を処方されることが多いでしょう。脊柱管狭窄症は、背骨の神経が圧迫されて血流が停滞することで下肢痛などの症状を出すので、血管を拡張する薬がよく使用されます。そのほか、温熱、運動療法、マッサージなどのリハビリが行われます。

保存療法を行っても症状が改善しなかったり、症状が徐々に悪化するような場合、手術に至ることが多くなります。手術には、ずれている腰椎を固定させるものや、ぶ厚くなった黄色靱帯（背骨の中のトンネル内にある靱帯）を切除して脊柱管を広げるものなどがあります。

しかし、このプロセスで手術に至った人が本当に脊柱管狭窄症によって症状を発していたのか、私は甚だ疑問に思っています。その理由は前述したように、**脊柱管が狭いことが、腰痛、下肢痛、間欠性跛行、痺れなどの感覚障害の症状を必ず引き起こすとは限らない**からです。

脊柱管が狭いことによって症状が出ている場合は、手術によって症状が改善することが多いと思います。しかし脊柱管とは無関係にこれらの症状が出ている場合は、手術によって症状が改善することはないでしょう。医療知識がなくてもうなずける話だと思います。

実際に、手術をしたけど良くならないという人はとても多いものです。事実、私の施設を訪ねる方の中にも多くいらっしゃいます。もっと言えば、手術をしてさらに悪くなる人も決して少なくありません。このことについては、病院で働いている医療者であれば、みんな感じていることだと思います。

では、脊柱管狭窄症が症状を出していないのに、手術をした場合、どうなってしまうのでしょうか？

一番良い結果は「変わらない」ことです。悪くなる結果はたくさんあります。また、脊柱管が狭いことと他の原因が混合した原因で症状が出ていることもあり、その場合は部分的に良くなっても、原因の比率によって症状が残存することになります。

だからこそ、**最初に「本当に脊柱管狭窄症によって症状を出しているのか」を判断できることが重要となります。**

そのために私は、「腰を触らずに症状が緩和するかどうかを確認することが大切」だと考えています。そんなことができるのかと思われるかもしれませんが、できます。

そして、それは私だけでなく、あなた自身で行えることです。それが第2章以降で紹介する「園部式自力改善メソッド」です。ご自身で下肢の痛みや痺れをチェックする方法、そしてそのチェック方法に基づくエクササイズも紹介します。

もちろん、専門的な知識や技術がないとできないことがあることは事実ですが、自分でできるチェック方法とエクササイズがあると知っておくだけでも、いざ症状が表れたときに落ち着いて対処できますし、未然に防げることもあるはずです。

手術は悪者ではない

ここまで手術について書き連ねましたが、お断りしておきたいのは、私は手術を決して否定してはいません。

手術が必要な患者さんは一定数いますし、ひどい下肢の痛みと痺れで日常生活を送ることが困難だった患者さんが、手術によって救われた例をたくさん見てきました。私が同じ状況でも、手術が必要であれば手術を望みます。

しかし、**手術を選択するなら、本当に必要のある人だけがするということが**

大切だと考えています。

専門知識がなければ「本当に必要かどうか」を判断することはできませんが、一人の医師の診断のみで手術を選択することについて、一度考えていただくのは悪いことではないと思っています。「セカンドオピニオン」という言葉が浸透して随分と経ちますが、ひとまず本書にあるチェック方法とエクササイズを試していただいてから、それでもやはり症状が改善しないようであれば医師に相談する、すでに医師から手術を勧められているなら別の病院で意見を聞いてみる……こうした選択肢を持つこともご検討いただければ幸いです。

05

下肢の痛みと痺れの本当の原因は？

3つのターゲットに絞ってチェック

それでは、あなたのつらい下肢の痛みと痺れを引き起こしている原因は何なのでしょうか？

下肢の痛みと痺れの本当の原因は、実はかなり多角的です。

たとえば、下肢に表れる症状は、姿勢が悪いことで体重のかかり方が歪んでしまっていることとも関連します。高齢者に多い、腰とひざが曲がった姿勢を思い浮かべてください。この姿勢だと重心が体の後方にかかったり、左右どちらかに傾いたりします。これにより下半身の筋肉のバランスが崩れていることも原因として考えられます。

下肢の痛みと痺れの原因を細かく挙げると非常にややこしくなりますので、

ここでは大きく3つに絞ります。

その3つとは、**「①腰」「②末梢神経」「③筋膜」**です。

それぞれについて、次のページから、図解を用いながらわかりやすく説明をしていきましょう。この理解はとても重要です。

実際に、脊柱管狭窄症と診断された場合でも、たとえば**③の筋膜のすべりを良くすることで、腰には触らなくても痛みや痺れがなくなってしまうという症例は非常に多くあります**。それも、ご自身によって、です。

だからこそ、「どう治す?」の前に「どこを治す?」ということを明確にし、各部位に対して最低限の知識を持っておくことが大切なのです。

①腰

【脊柱管内および椎間孔での神経の圧迫およびそれに伴う炎症】

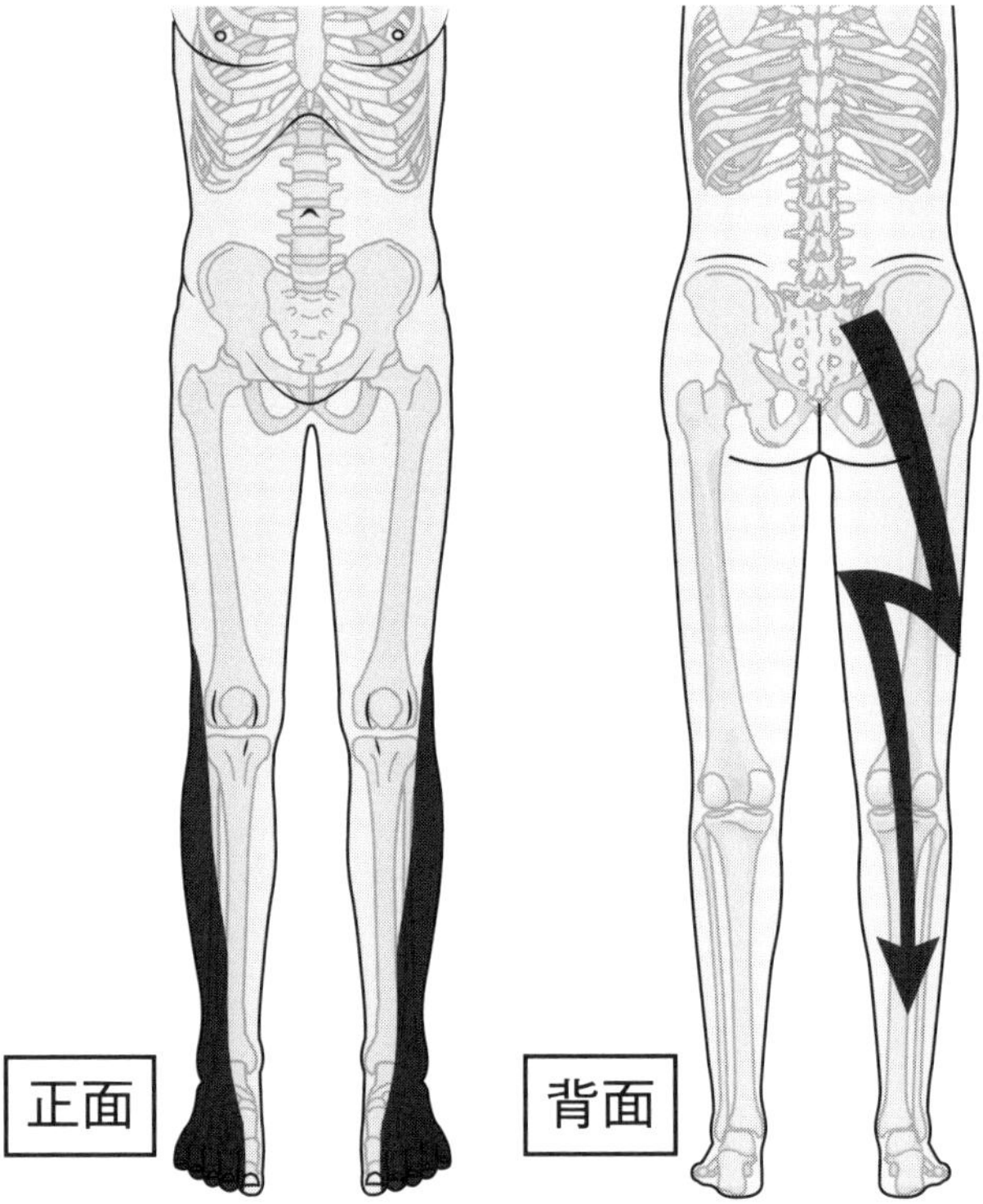

ここでいう「腰」とは、脊柱管狭窄症や椎間板ヘルニアなど、**腰の病気が原因で脚に痛みや痺れを出すこと**を言います。数多くある脚に向かう神経はすべて腰から出ているため、脊柱管狭窄症などの病気によって神経が障害されると、脚に痛みや痺れが出るようになります。

脚に痛みや痺れがあるとすぐに「腰」が原因と考える人が多いと思います。しかし、私の臨床感覚では、中高年以降の脚の痛みや痺れは腰以外のところに原因がある方が多いと感じています。

②末梢《まっしょう》神経

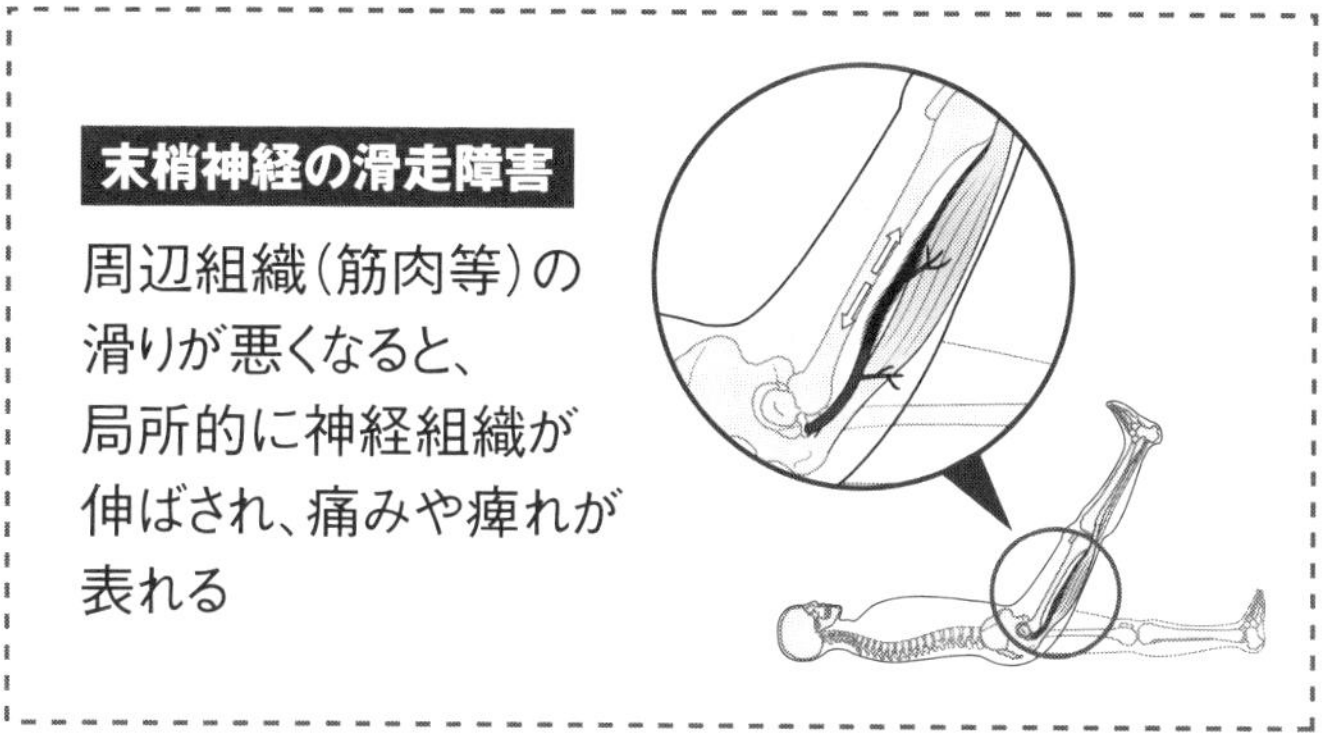
末梢神経の滑走障害
周辺組織(筋肉等)の滑りが悪くなると、局所的に神経組織が伸ばされ、痛みや痺れが表れる

【末梢神経の滑走《かっそう》障害】

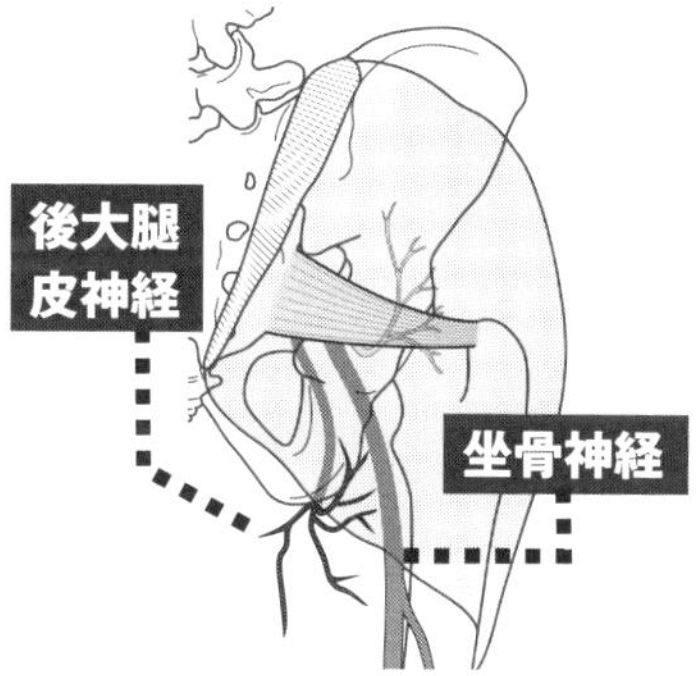
後大腿皮神経
坐骨神経

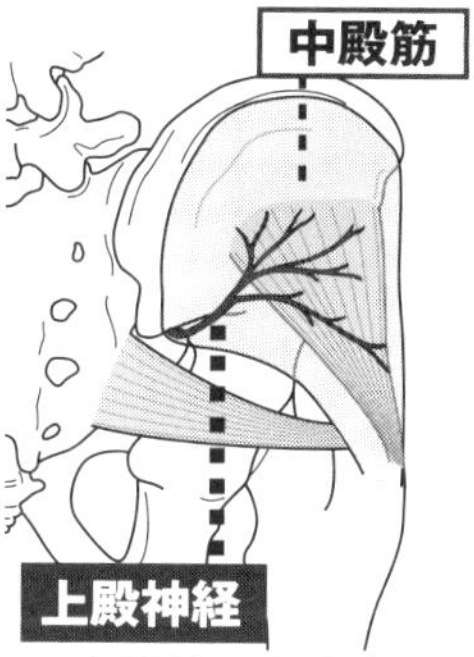
中殿筋
上殿神経
※中殿筋の下を走る

末梢神経は筋や骨、脂肪などの間を通り、身体の隅々まで至ります。本書において注目するのは、**坐骨《ざこつ》神経**、**上殿《じょうでん》神経**、**後《こう》大腿皮神経《だいたいひしんけい》**といった神経です。

　腰から下肢への経路の途中で神経が圧迫されたり、癒着したりすると、痛みや痺れを引き起こします。正座をしたときに脚が痺れる現象がわかりやすい例ですね。これは正座により、膝の裏の神経が圧迫される結果生じるものです。中高年の方では本書で紹介している坐骨神経、上殿神経、後大腿皮神経はよく障害されます。

③筋膜（皮神経）

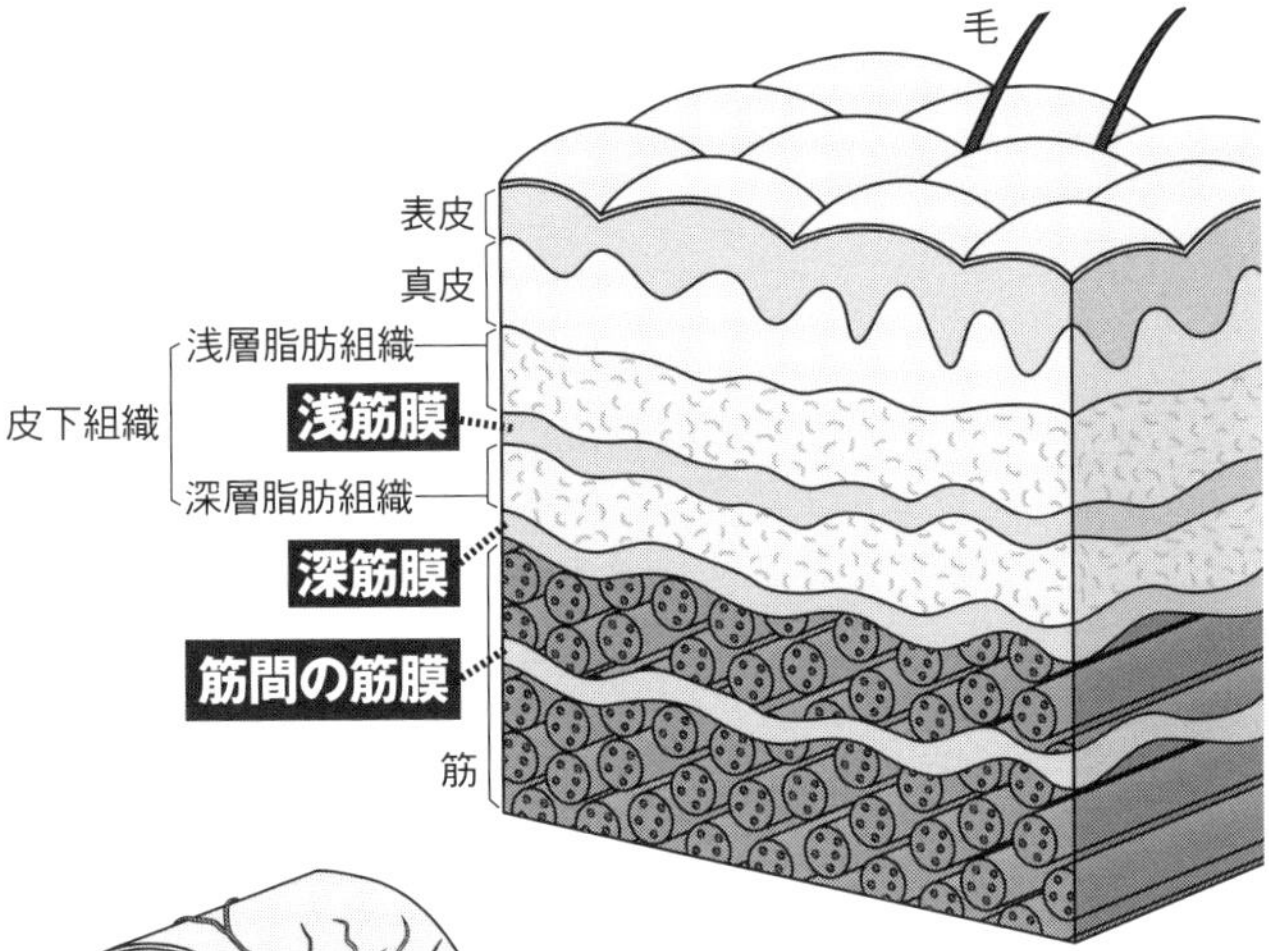
毛
表皮
真皮
浅層脂肪組織
皮下組織
浅筋膜
深層脂肪組織
深筋膜
筋間の筋膜
筋

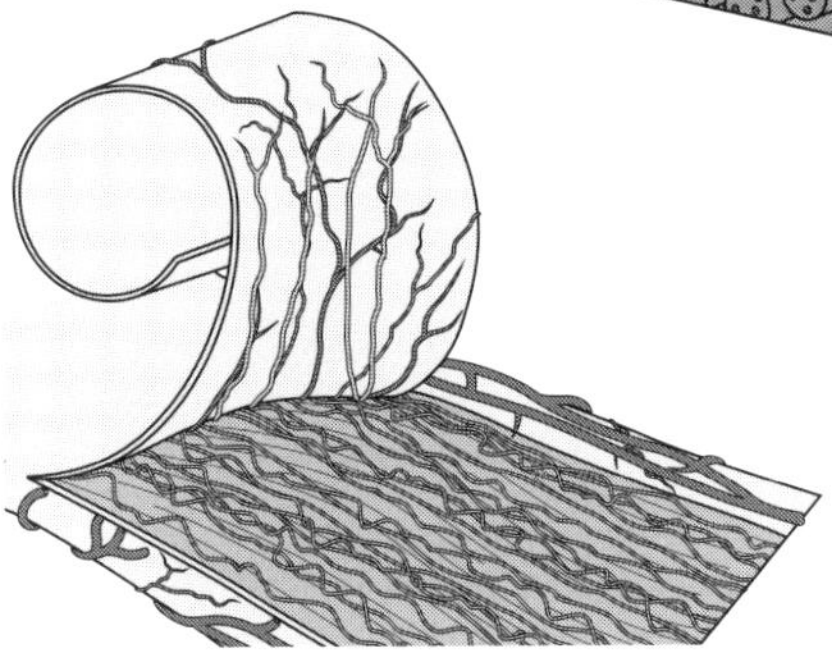

皮神経

末梢神経の末端は、
筋や筋膜、脂肪層へ
放射状に拡散している

椅子に座るのがつらい場合、筋膜が痛みの原因となっている可能性があります。

立ちっぱなし・座りっぱなしなど同じ動きを繰り返していると筋膜が硬くなり、スムーズに滑らなくなります。

筋膜とは厳密には「皮神経」のことを指します。お尻や下肢の表層に広がっている細かい神経のことで、これが周囲の組織に押し付けられると滑《かっ》走《そう》障害を生み、痛みなどの症状となって表れます。

いかがでしたか？

３つの主な原因について簡単に理解していただけたら、次の章からご自身の痛みの原因がどれに該当するのかをチェックする「原因部位発見メソッド」に移っていきたいと思います。

しかし、いきなり原因部位をピンポイントで見つけるのは難しいですね。

そこで、**皆さんの症状が下肢のどのあたりに出ているのかを最初のとっかかりにして、セルフチェックを行っていきます。**

簡単にできるチェックですので、横になれる場所で早速行ってみてください。

症例 1

MRIでの画像診断後、後大腿皮神経が原因と判明

お尻から太ももの後ろ側にかけてずっと痛みがありました。いつから痛みがあったのか、記憶がおぼろげになるほど前からです。

痛みに耐えかねて病院に行くと「脊柱管狭窄症」と診断され、そのまま痛みが続くようなら手術だと医師から説明を受けました。その後、痛みがだんだんと強くなり、「ああ、もう手術するしかないのか……」と思っていたところ、友人から下肢のスペシャリストであるという園部先生を紹介されました。

園部先生に詳しく診ていただくと、どうやらお尻の筋肉が硬く、これにより後大腿皮神経という神経が圧迫されていることが痛みの原因であると説明を受けました。その後、言われた通りにお尻の筋肉をほぐしたり、ストレッチなどを繰り返していくと、徐々に痛みが取れてきました。さらに、歩きや姿勢の調整、筋肉をさらに緩める施術をしていただいた結果、痛みをほとんど感じなくなり、現在では生活上の痛みはほぼなくなりました。痛みをそのままにしていたら、手術をするしかなかったかもしれません。そんな状態から手術をしないで今の良い状態になったことに感謝しています。（50代男性　M・Oさん）

第2章

原因部位発見メソッド

あなたの痛み・痺れはどこから？

01

痛み・痺れを自分で探すためのセルフチェック法

下肢の痛み・痺れの主な原因について第1章でご説明しました。第2章からは、「実際に痛みを感じるのはどの部位か?」をスタートとして、あなたの症状の原因を探るセルフチェックを行っていきます。

具体的な進め方は、

①痛みを出す動きをする
②身体を操作する
③操作によって、痛みが消失もしくは著明に減弱するかチェックする

という手順になります。

このプロセスを経て「③痛みが消失もしくは著明に減弱」が得られれば、あなたの痛み・痺れの主な原因が見つかったことになります。対応するセルフケアを継続することで、慢性的につらかった症状が次第に和らぐ可能性が高いと思います。

「原因部位発見メソッド」の前に、1つ行っていただきたいチェックがあります。それは、「あなたの症状が深刻なものではないかどうか」のチェックです。

私の原因部位発見メソッドは慢性的につらい下肢の痛み・痺れに対して効果的なものですが、症状の中には早急に医療機関を受診して、医師の判断を仰いだ方が良いものもあります。

次のページにチェックリストを用意しましたので、先にそちらに該当するものがないかのチェックを行っていただき、**1つでも該当するようでしたらすぐに医療機関を受診して、詳細な検査を行うことをお勧めいたします。**

私が提案する「原因部位発見メソッド」によって、痛み・痺れは一時的に緩和されます。しかし、症状が緩和されない場合や、「じっとしていても痛い」場合は医師の診断を受けるようにしてください。

「原因部位発見メソッド」の前に…

次の症状があれば要注意！

- □ 急に激しい腰痛が起こり、楽な姿勢になったり寝ても痛い
- □ 痛みが生じるようになってから発熱が続いている
- □ 排尿や排泄に問題が生じている
- □ 下肢の片方（または両方）がほとんど動かない
- □ 広範囲に及ぶ神経症状（腰から下の全体に痛みや痺れがある）
- □ がん、ステロイド治療、HIV の感染の既往
- □ 強い外傷（打撲、転倒など）

１つでも当てはまる場合はすぐに医療機関を受診して、詳細な検査を受けることをお勧めします。

当てはまるものがなければ次のページに進みます。

原因部位発見セルフチェック法⓪
【痛む場所はどこ？】

あなたが普段感じている痛みの部位は…

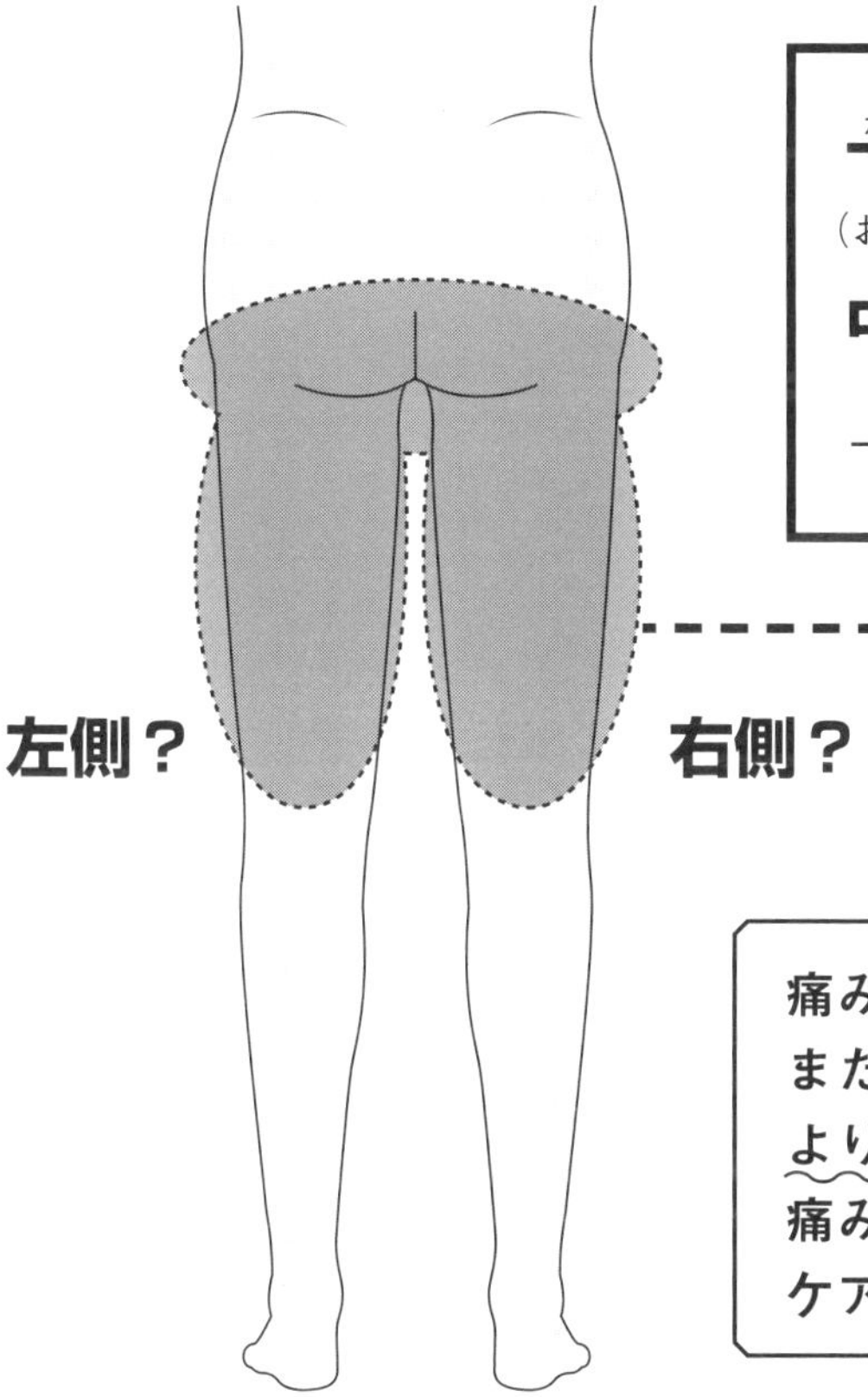

下殿部《かでんぶ》と大腿後面《だいたいこうめん》を
（お尻の下側）（太ももの裏側）
中心に痛みがある
→44,46ページへ

痛みは左右どちらかのみ、
またはどちらかが
より強く痛むはずです。
痛みのある方が
ケアの対象となります。

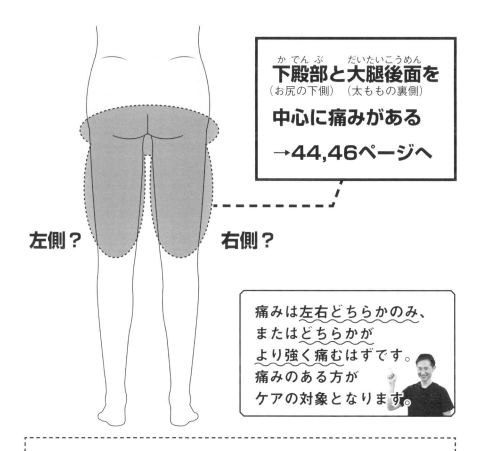

チェックする部位は全部で３つあります。
ここで当てはまらなかった場合は次のページへ

原因部位発見セルフチェック法⓪
【痛む場所はどこ？】

あなたが普段感じている痛みの部位は…

上殿部《じょうでんぶ》と
（お尻の上側）
大腿外側を中心に
（太ももの外側）
痛みがある

→48,50ページへ

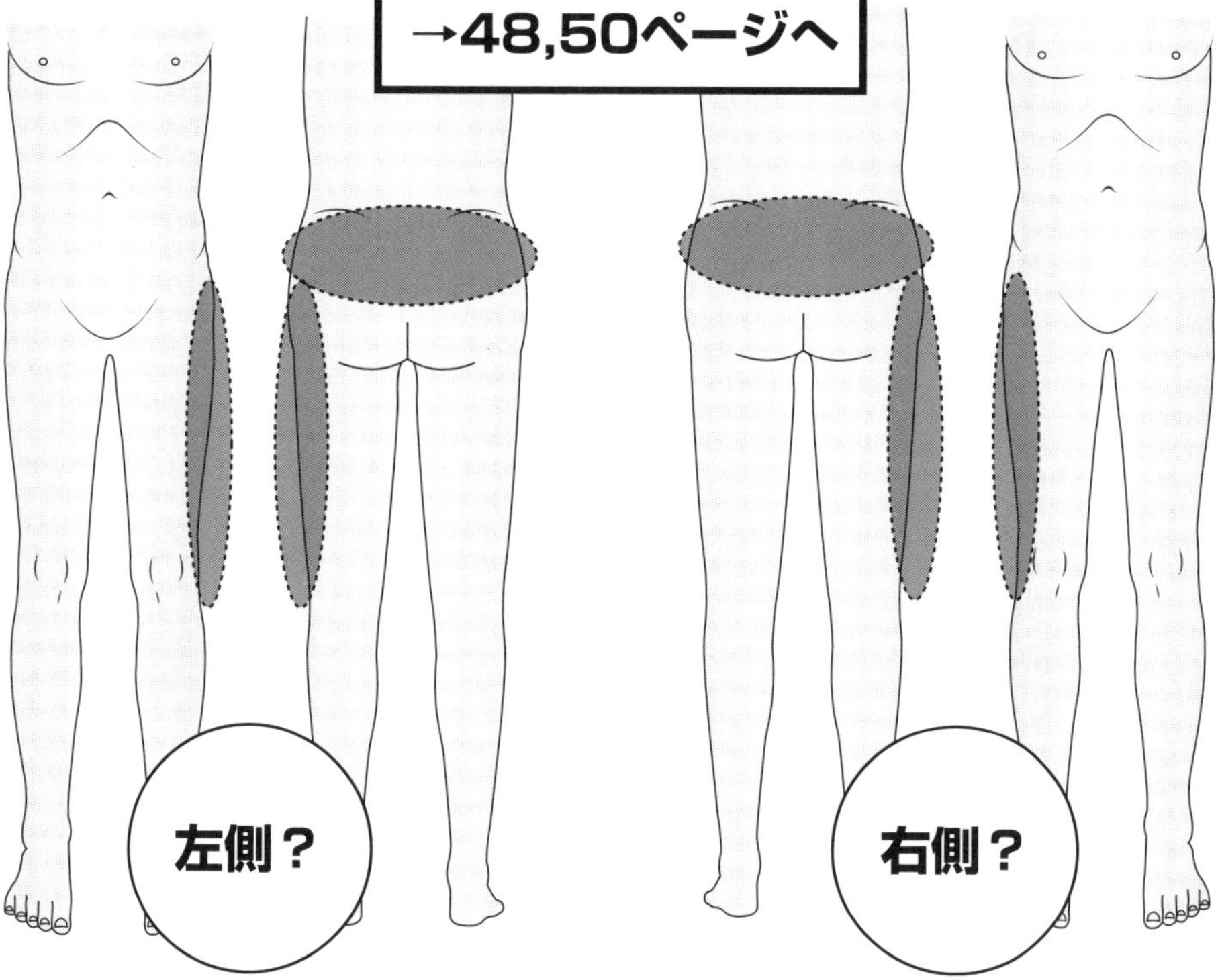

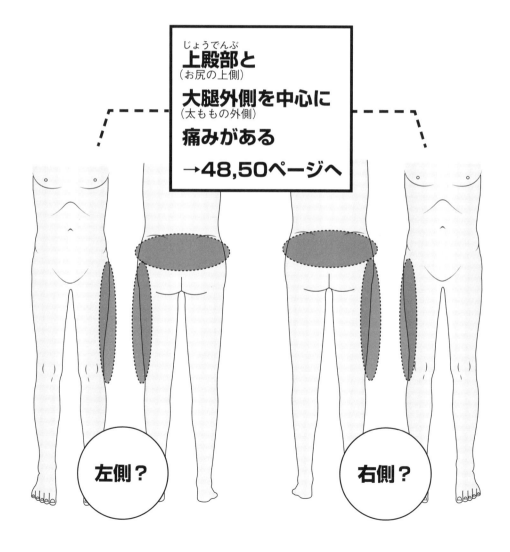

原因部位発見セルフチェック法⓪
【痛む場所はどこ？】

あなたが普段感じている痛みの部位は…

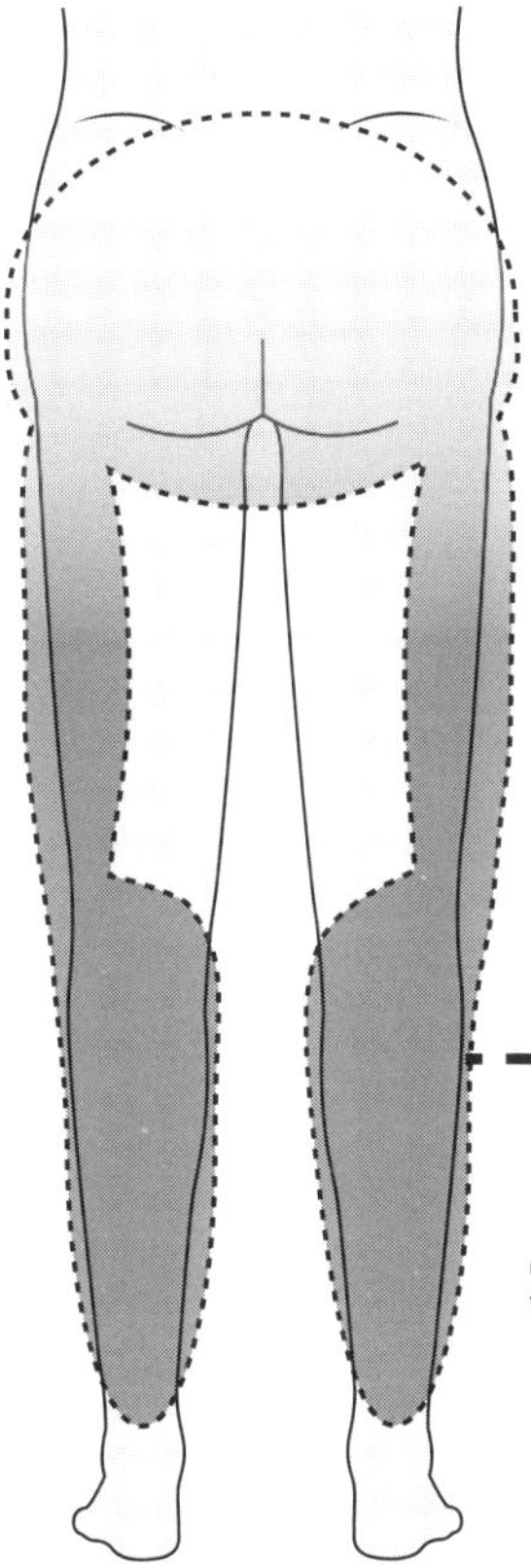

殿部（お尻）から
下腿（ひざから足首）までの範囲、
特に下腿の痛みがある

→52,54ページへ

いずれのチェックにもあてはまらない場合

→56ページへ

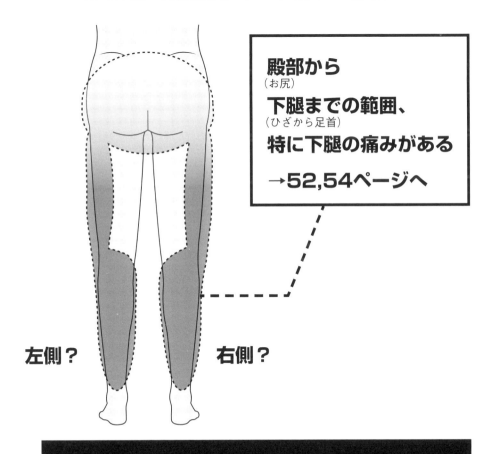

▶動画で確認

原因部位発見セルフチェック法①-1
下殿部と大腿後面

1. 仰向けになり、
右足→左足と片方ずつ
上にあげます

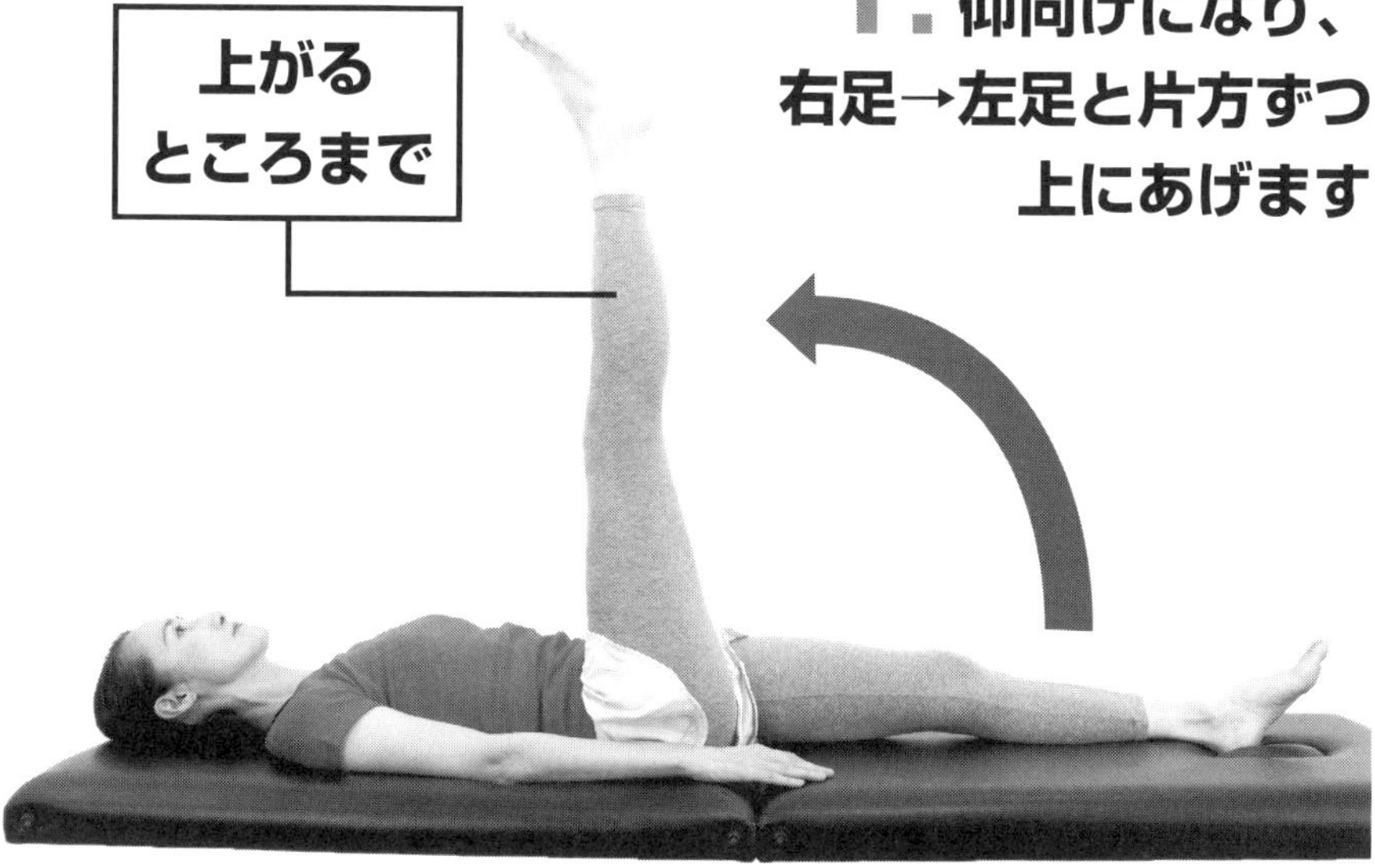

チェック①

この動きをするとき、
痛みに左右差があったり
普段と同じ場所に
痛みを感じますか？

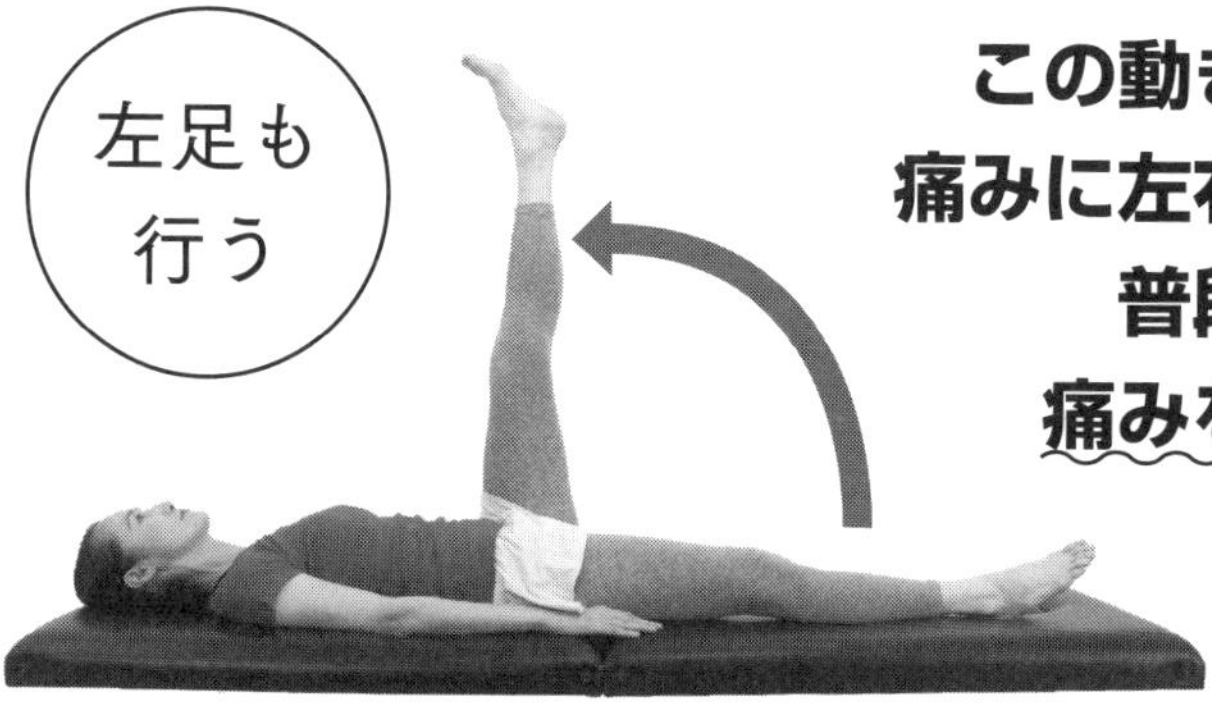

2.
まっすぐ立ち、お尻の下側をつかみます

3.
つかんだままお尻の穴を広げるように上下に動かします

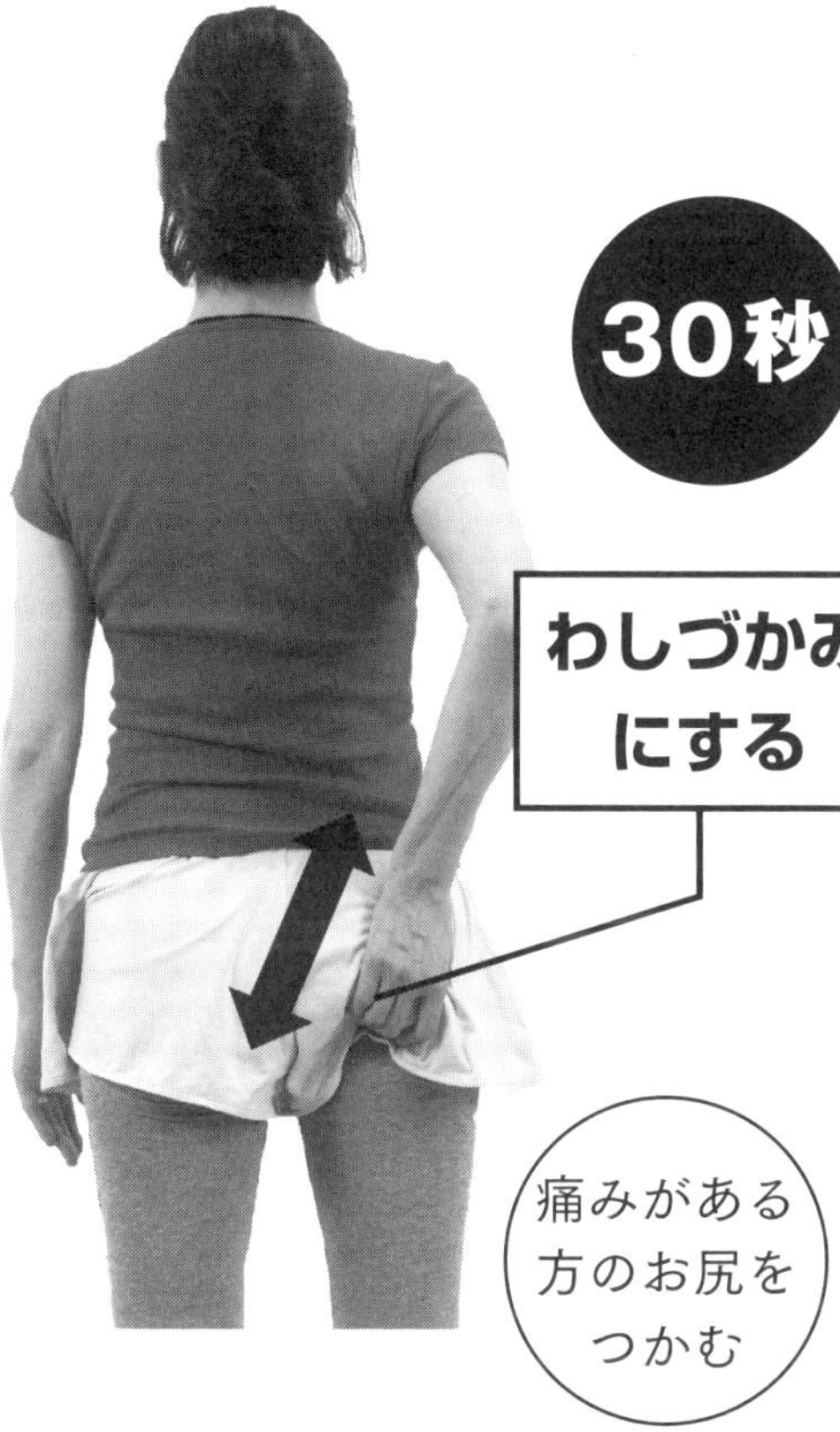
30秒
わしづかみにする
痛みがある方のお尻をつかむ

チェック②

再び チェック① を行ったとき、痛みが消失、または半分以下に軽減されましたか？

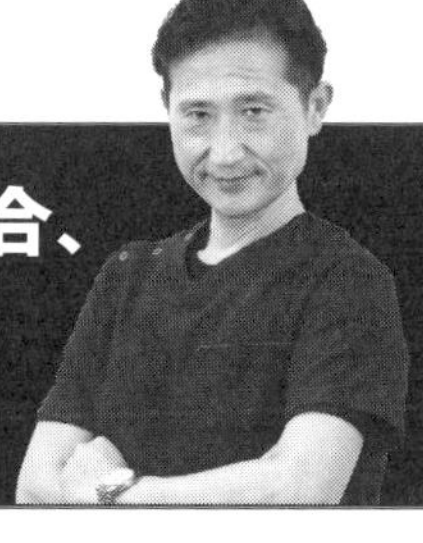

チェック① チェック② とも「はい」の場合、後大腿皮神経が原因の可能性大！
→ 70 ページへ

▶動画で確認

原因部位発見セルフチェック法①-2
下殿部と大腿後面

1. 仰向けになり、
右足→左足と片方ずつ
上にあげます

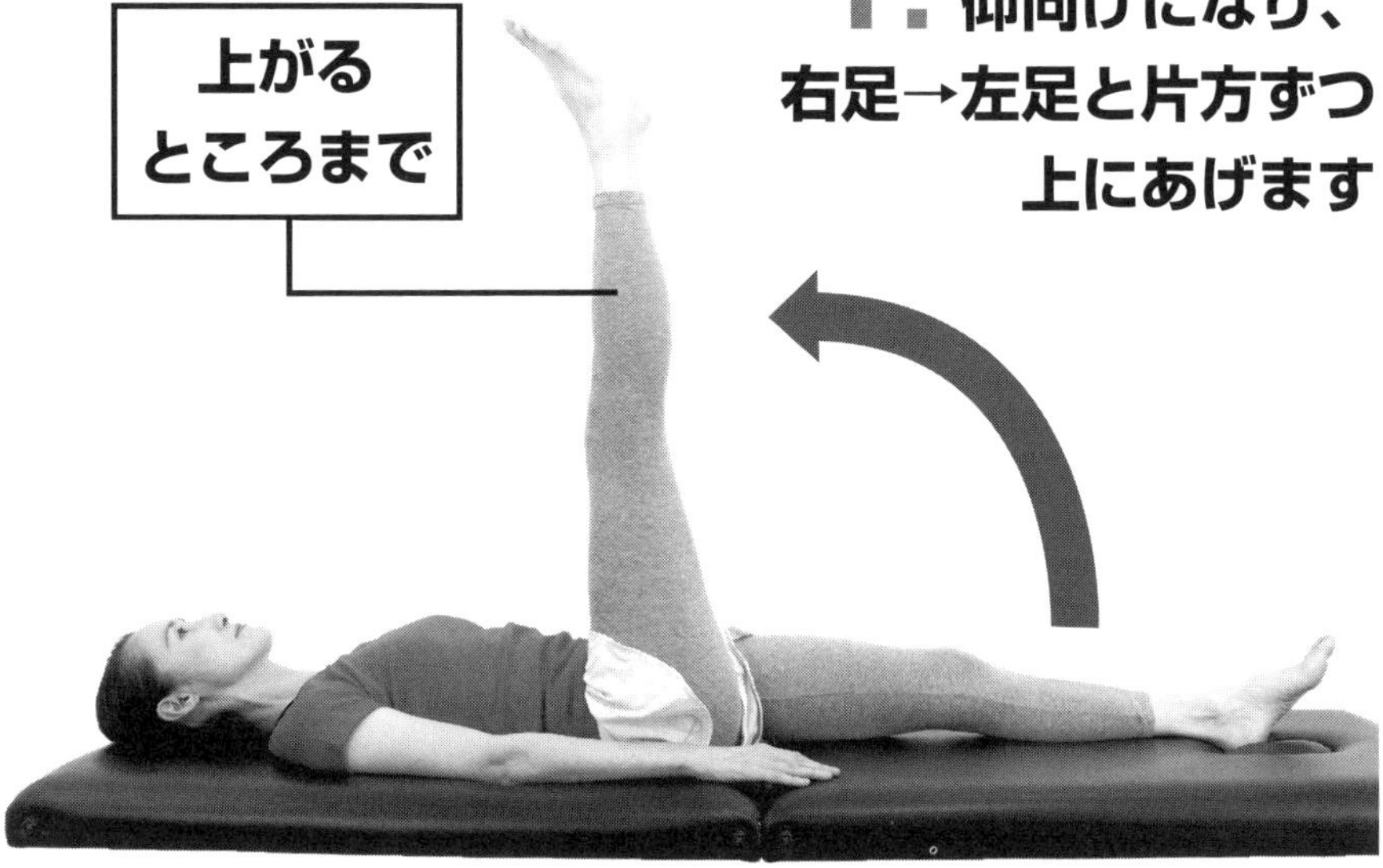

チェック①

この動きをするとき、
痛みに左右差があったり
普段と同じ場所に
痛みを感じますか？

左足も
行う

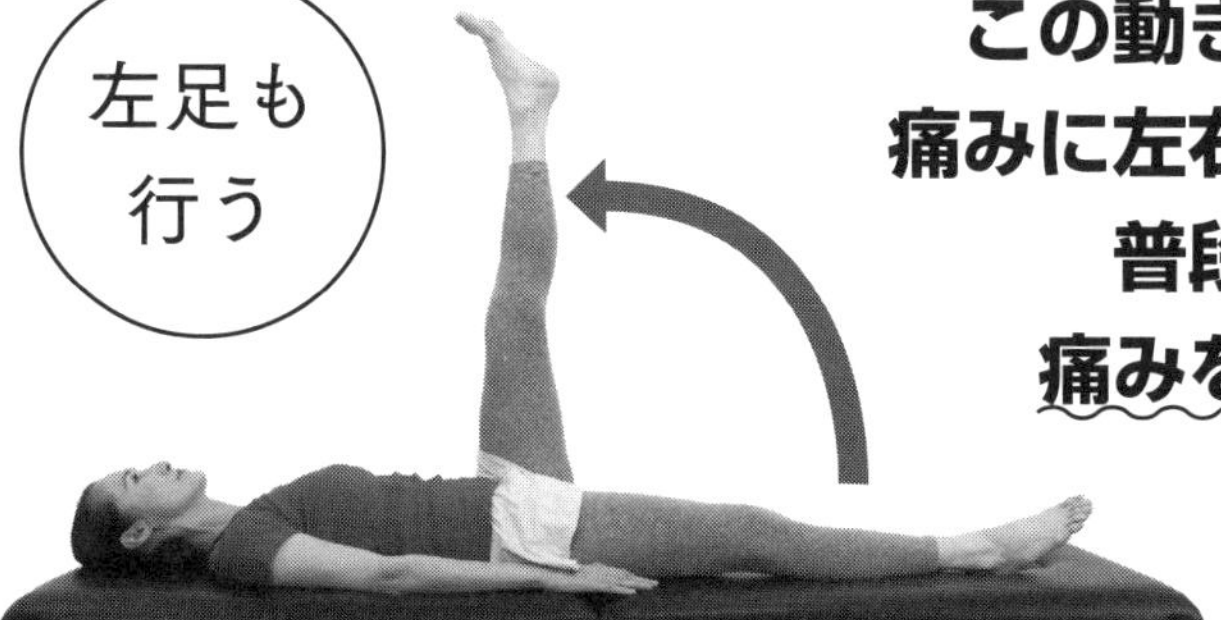

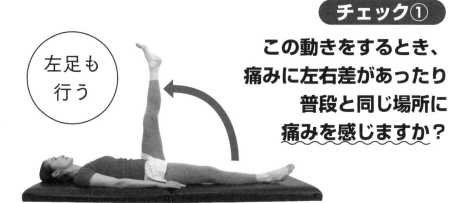

2.
寝たままお尻の真ん中にテニスボールを当て、ゴリゴリとほぐす

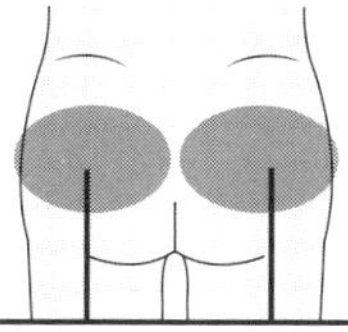
痛みがある側の
お尻の真ん中あたり
に当てる

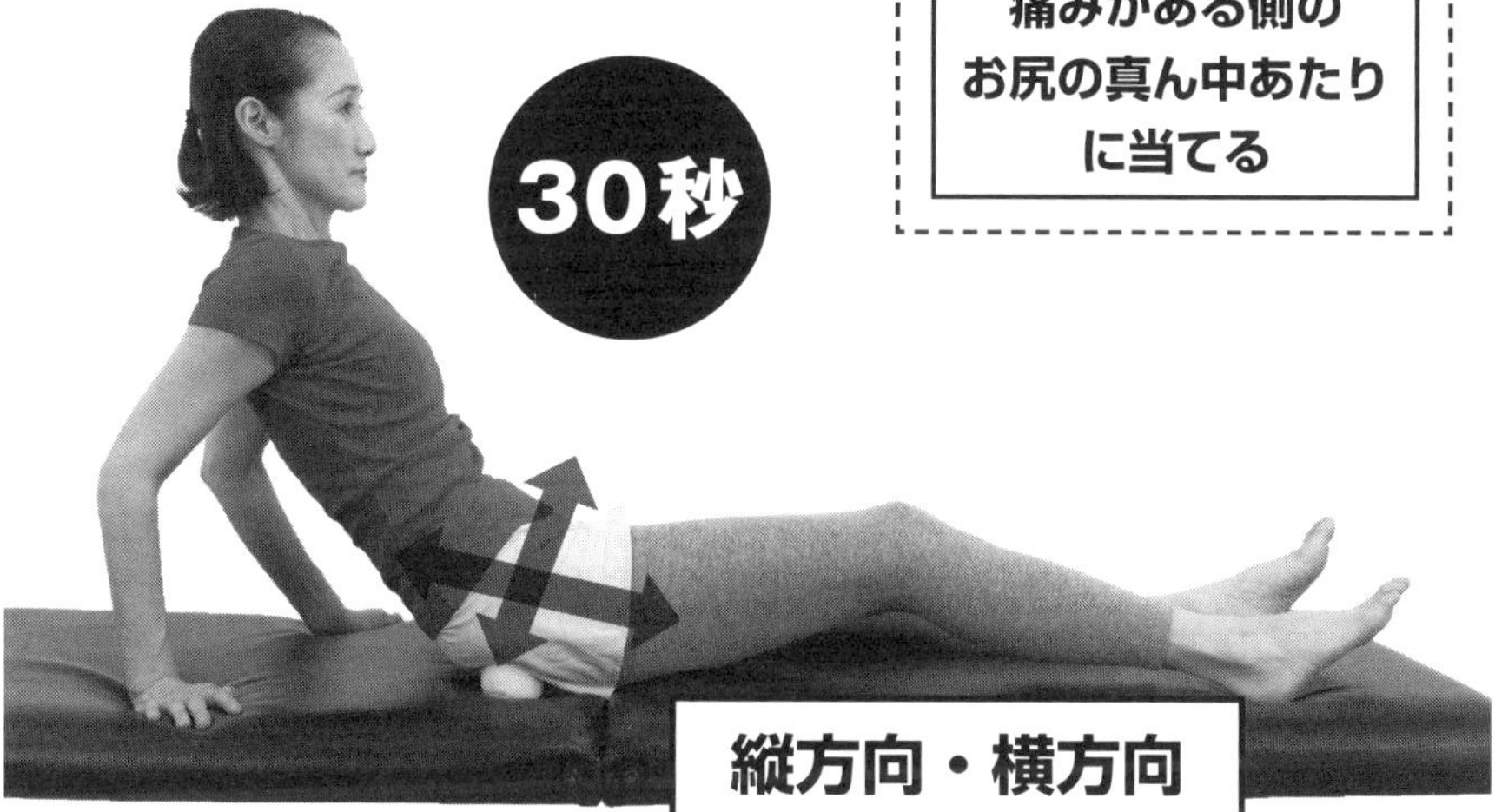
30秒
縦方向・横方向
どちらにも動かす

チェック②

再び チェック① を行ったとき、
痛みが消失、または半分以下に軽減されましたか？

チェック① チェック② とも「はい」の場合、
梨状筋《りじょうきん》が原因の可能性大！
→ 62 ページへ

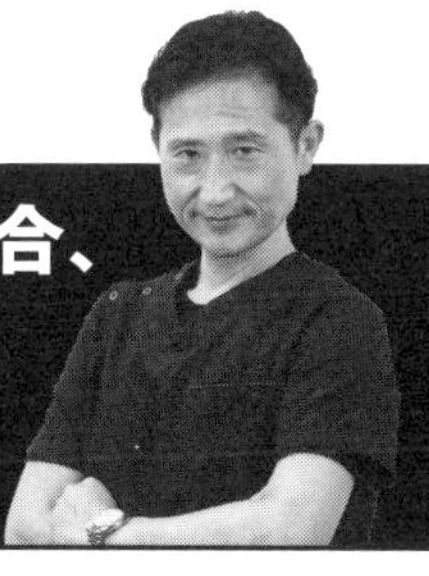

▶動画で確認

原因部位発見セルフチェック法②-1

上殿部と大腿外側

1. 仰向けになり、右足を上にあげます

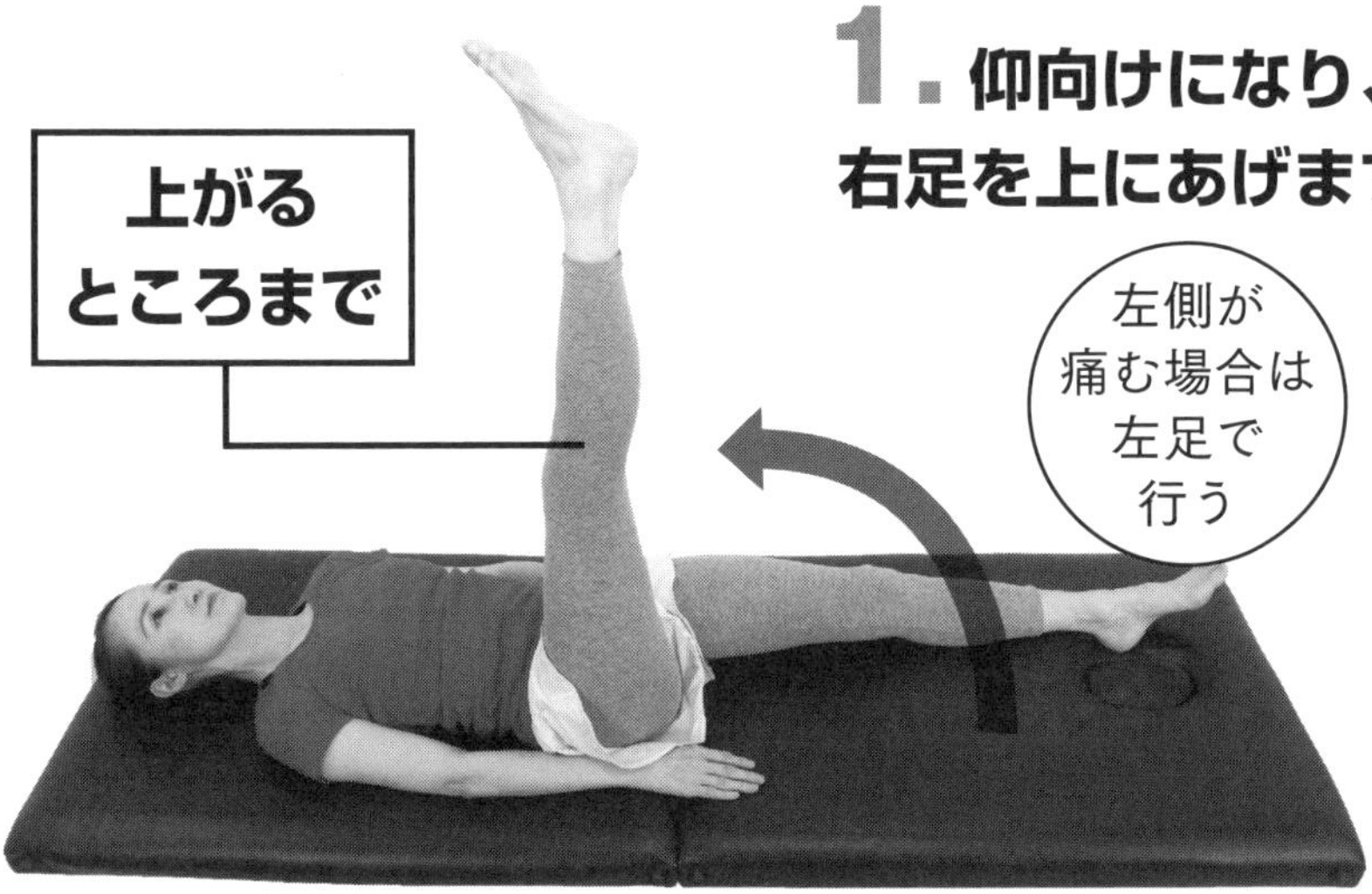
上がるところまで
左側が痛む場合は左足で行う

2. 右足を左側へ倒し３秒ほど止めて元の位置に戻します

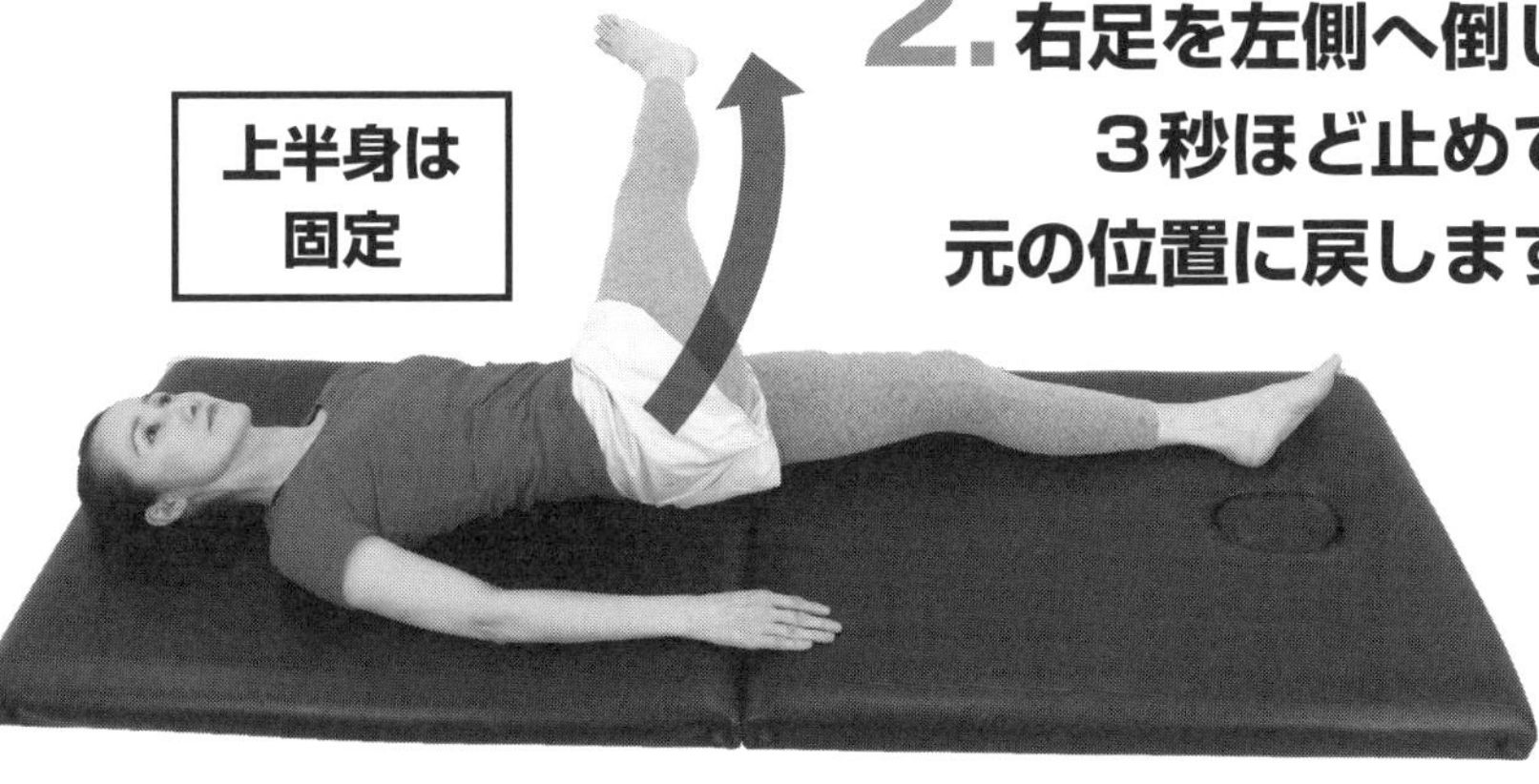
上半身は固定

チェック① この動きをするとき、普段と同じ場所に痛みを感じますか？

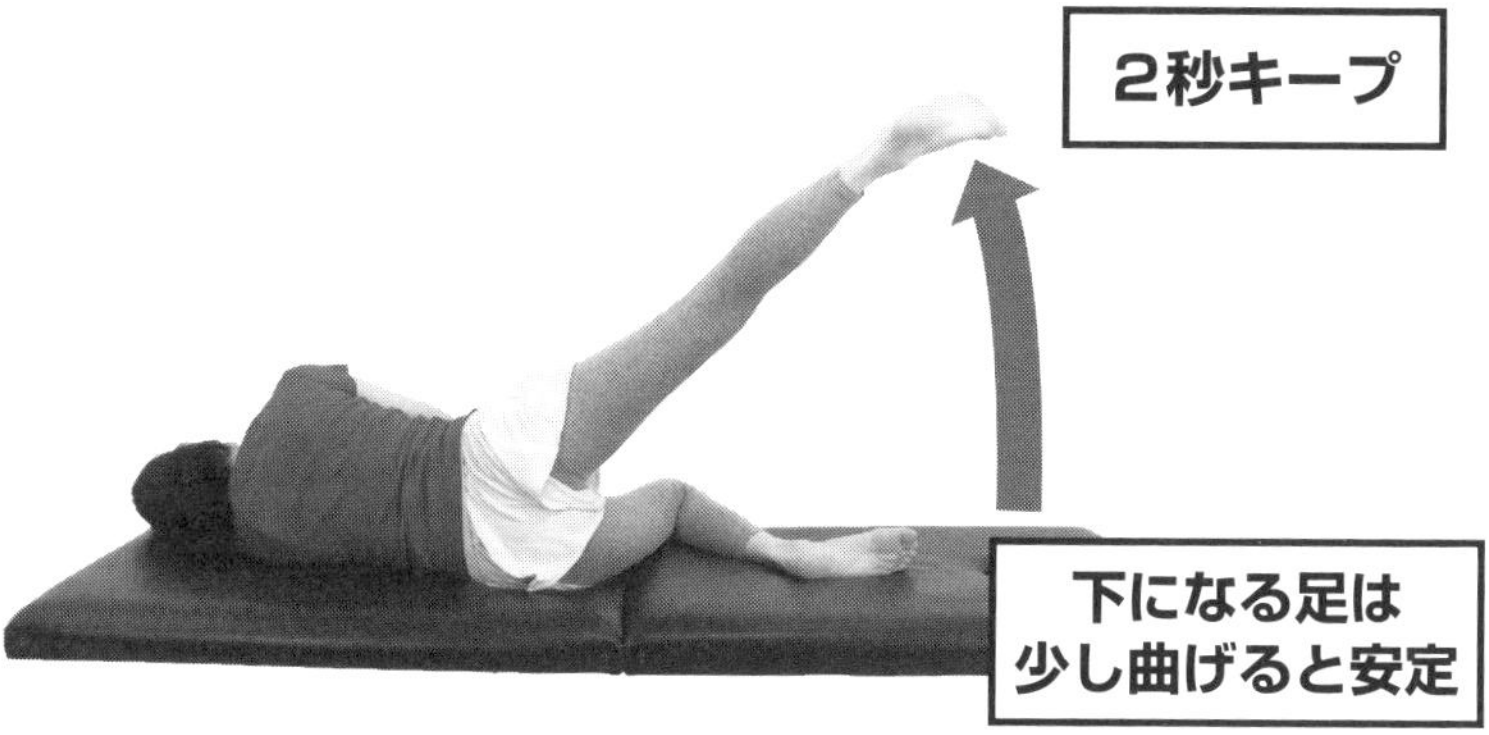
2秒キープ
下になる足は
少し曲げると安定

3.

横向きに寝た状態から
右足を上にあげて、
お尻側におろす
これを繰り返す

10回

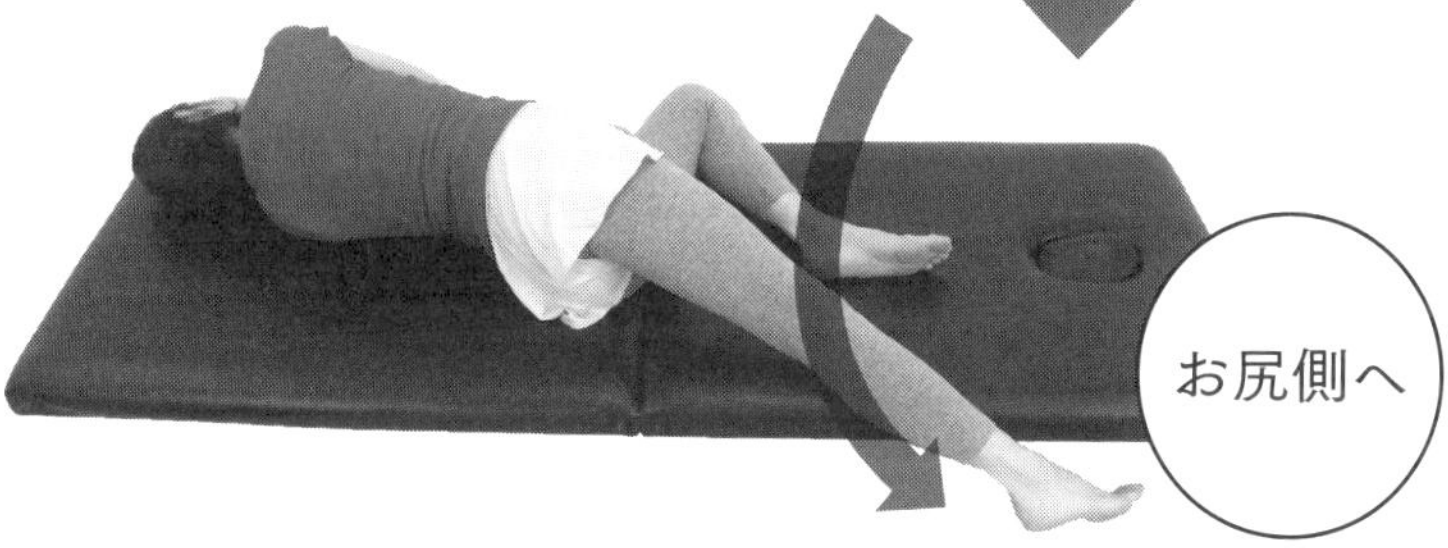
お尻側へ

チェック②

再び チェック① を行ったとき、
痛みが消失、または半分以下に軽減されましたか？

チェック① チェック② とも「はい」の場合、
上殿神経が原因の可能性大！
→ 72,74,76 ページへ

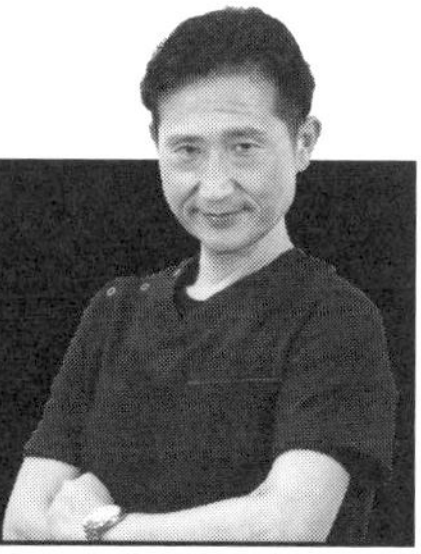

▶動画で確認

原因部位発見セルフチェック法②-2

上殿部と大腿外側

上がる
ところまで
左側が
痛む場合は
左足で
行う

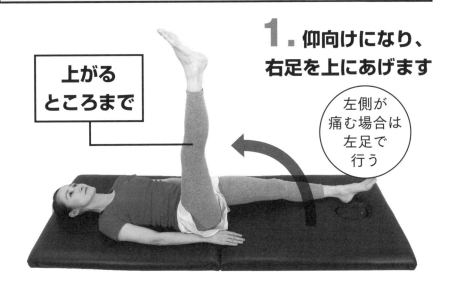

1. 仰向けになり、
右足を上にあげます

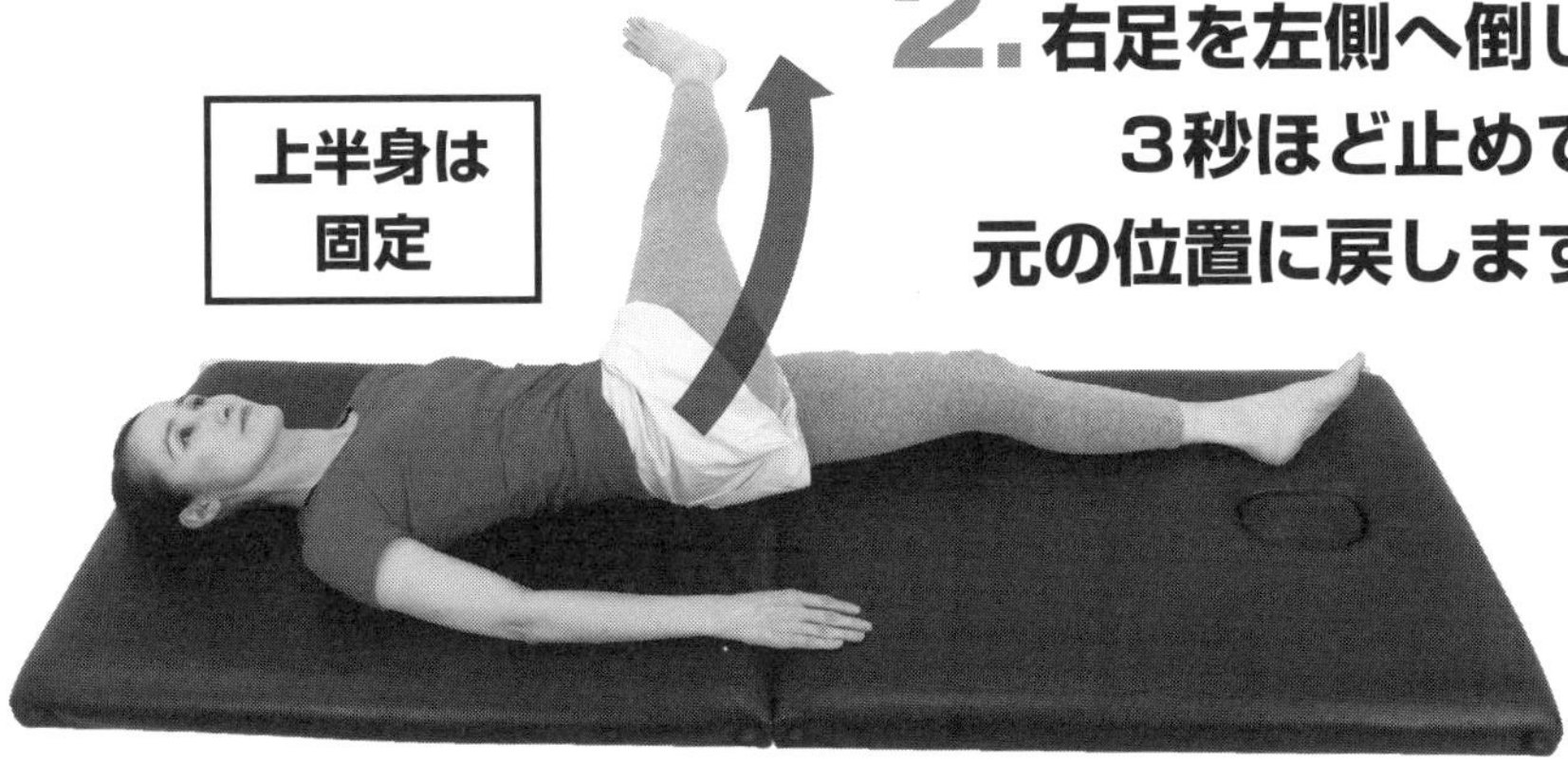
上半身は
固定

2. 右足を左側へ倒し
3秒ほど止めて
元の位置に戻します

チェック①
この動きをするとき、
普段と同じ場所に痛みを感じますか？

3.

お尻の側面の痛いところに テニスボールを当て、ゴリゴリとほぐす

30秒

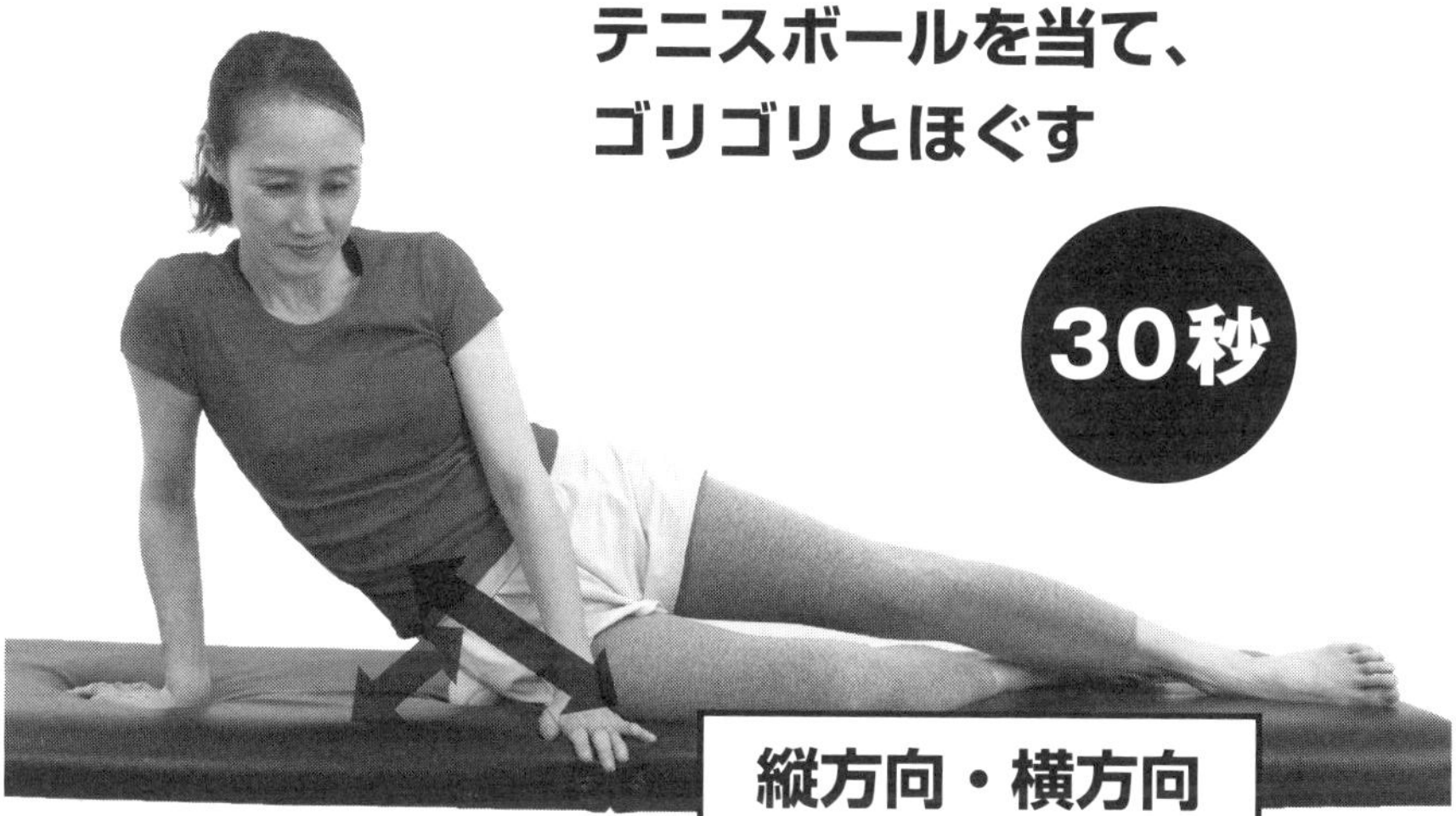

縦方向・横方向
どちらにも動かす

チェック②

再び チェック① を行ったとき、
痛みが消失、または半分以下に軽減されましたか？

チェック① チェック② とも「はい」の場合、
上殿神経が原因の可能性大！
→ 72,74,76 ページへ

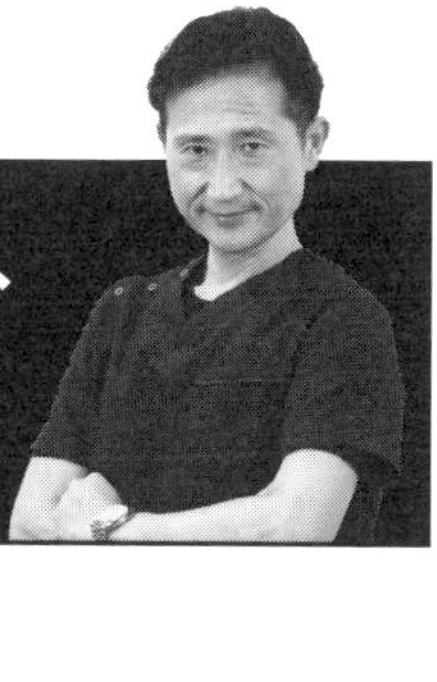

▶動画で確認

原因部位発見セルフチェック法③-1
殿部から下腿まで

1. 仰向けになり、
右足を上にあげます

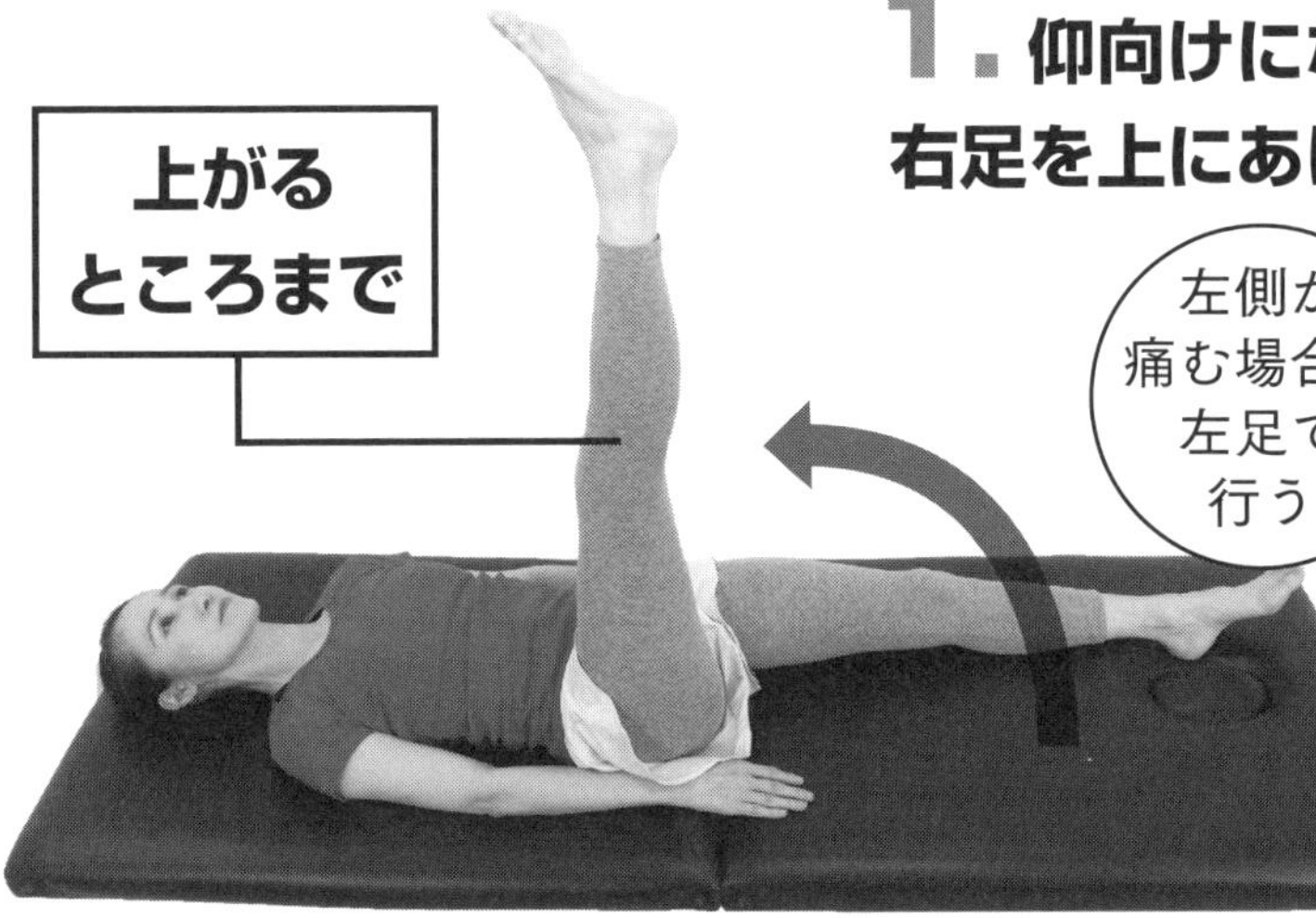
上がる
ところまで
左側が
痛む場合は
左足で
行う

2. 右足を左側へ倒し
3秒ほど止めて
元の位置に戻します

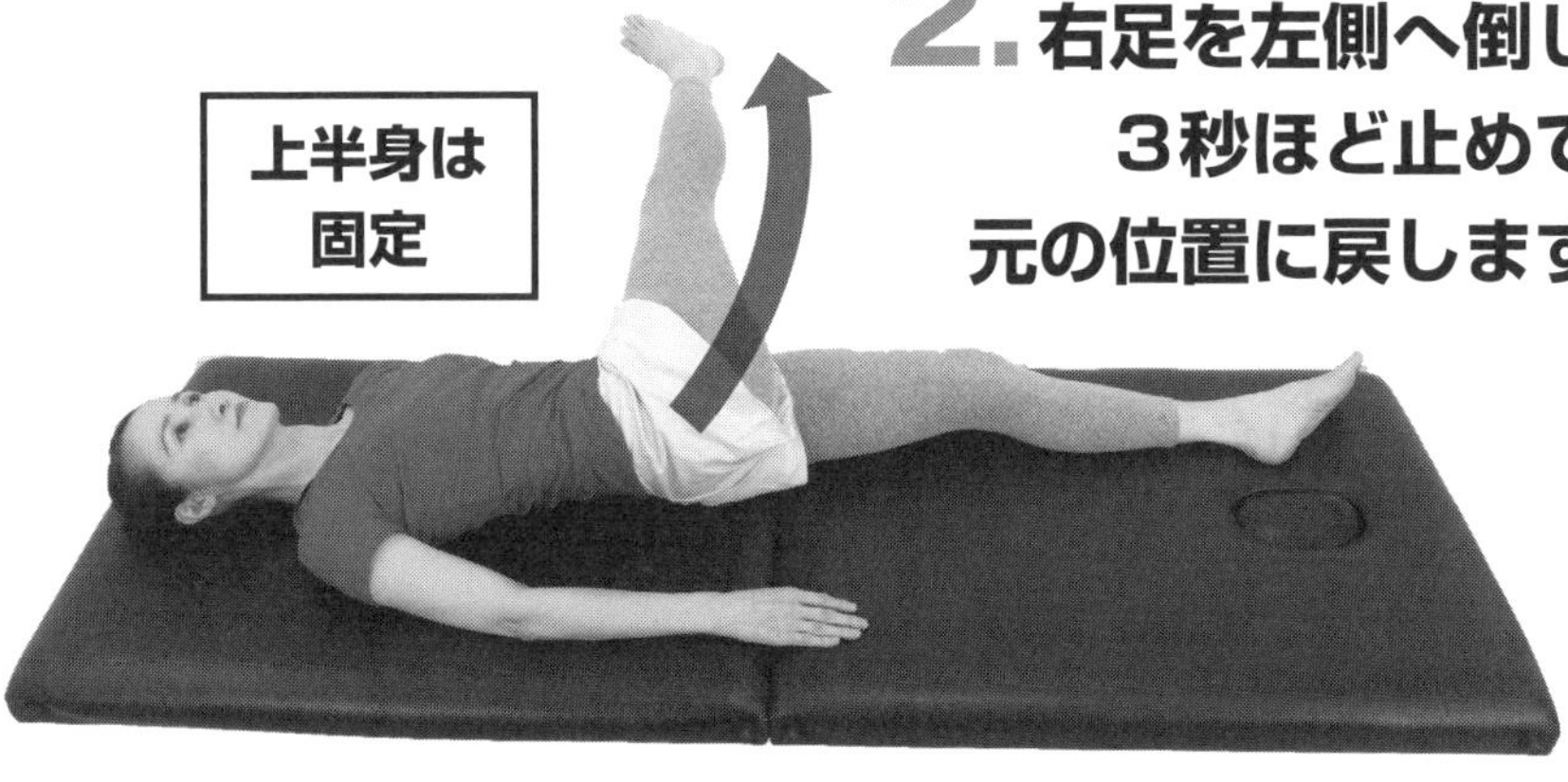
上半身は
固定

チェック①　この動きをするとき、
普段と同じ場所に痛みを感じますか？

3.
座った状態で足を前に出し、頭〜背中を反らします

4.
足を下ろし、頭〜背中を丸めますこれを繰り返す

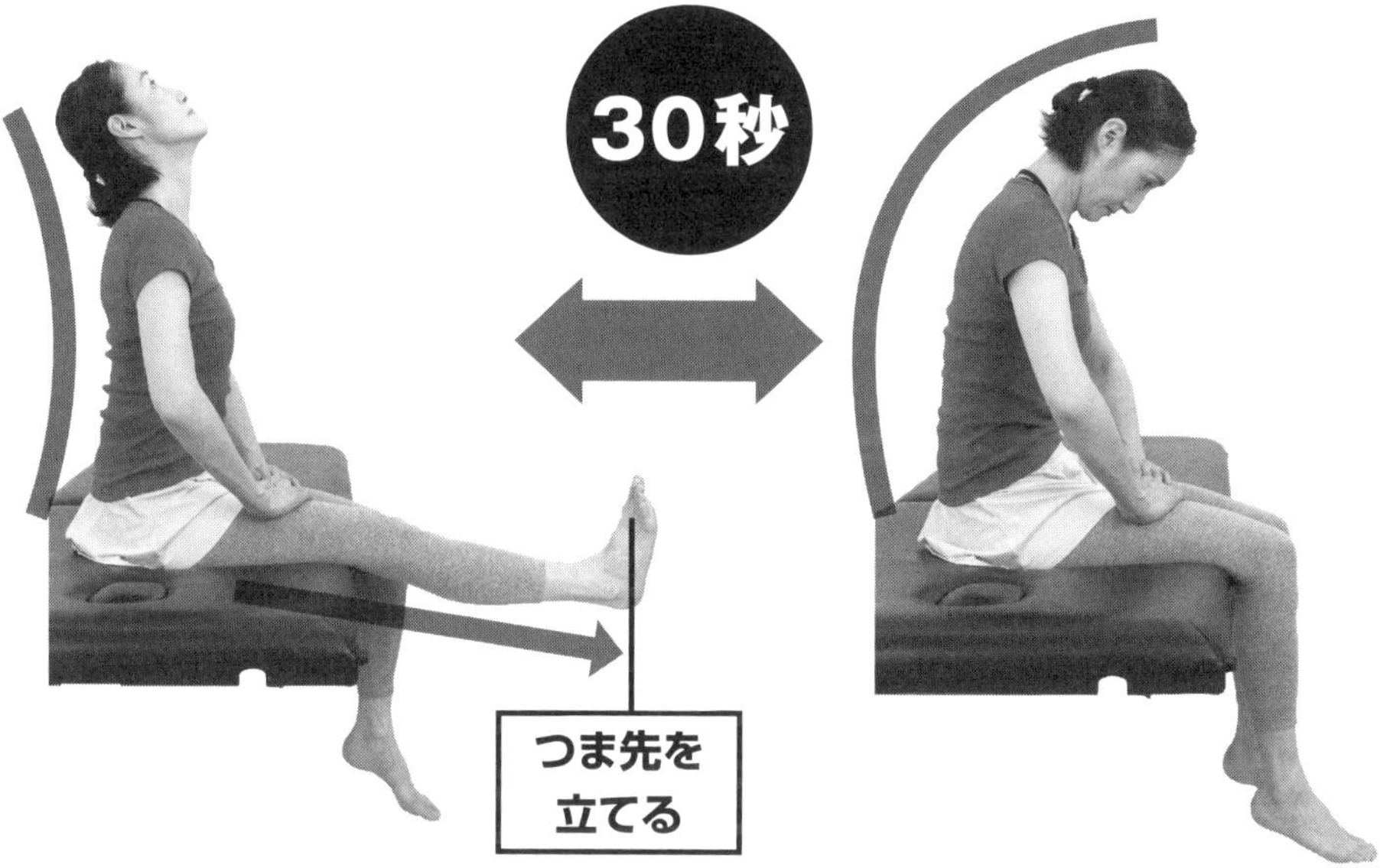

チェック②

もう一度 チェック① をしたとき、痛みが消失、または半分以下に軽減されましたか？

チェック① チェック② とも「はい」の場合、坐骨神経が原因の可能性大！
→ 78 ページへ

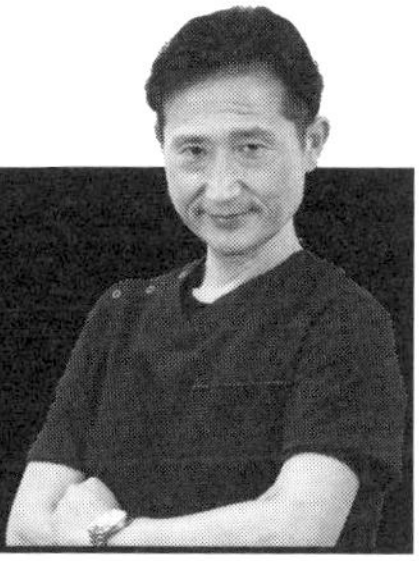

▶動画で確認

原因部位発見セルフチェック法③-2
殿部から下腿まで

1. 仰向けになり、右足を上にあげます

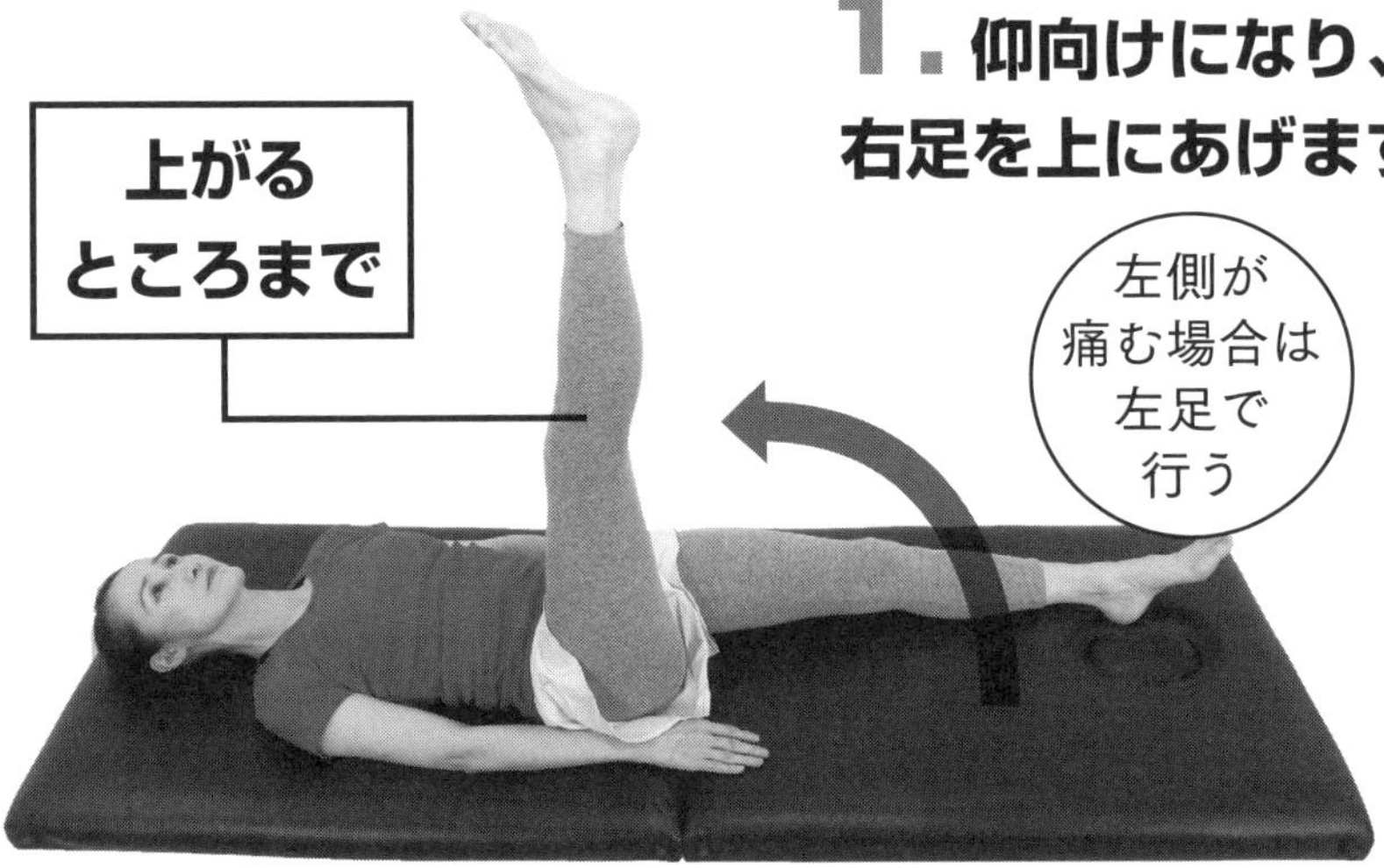
上がるところまで
左側が痛む場合は左足で行う

2. 右足を左側へ倒し３秒ほど止めて元の位置に戻します

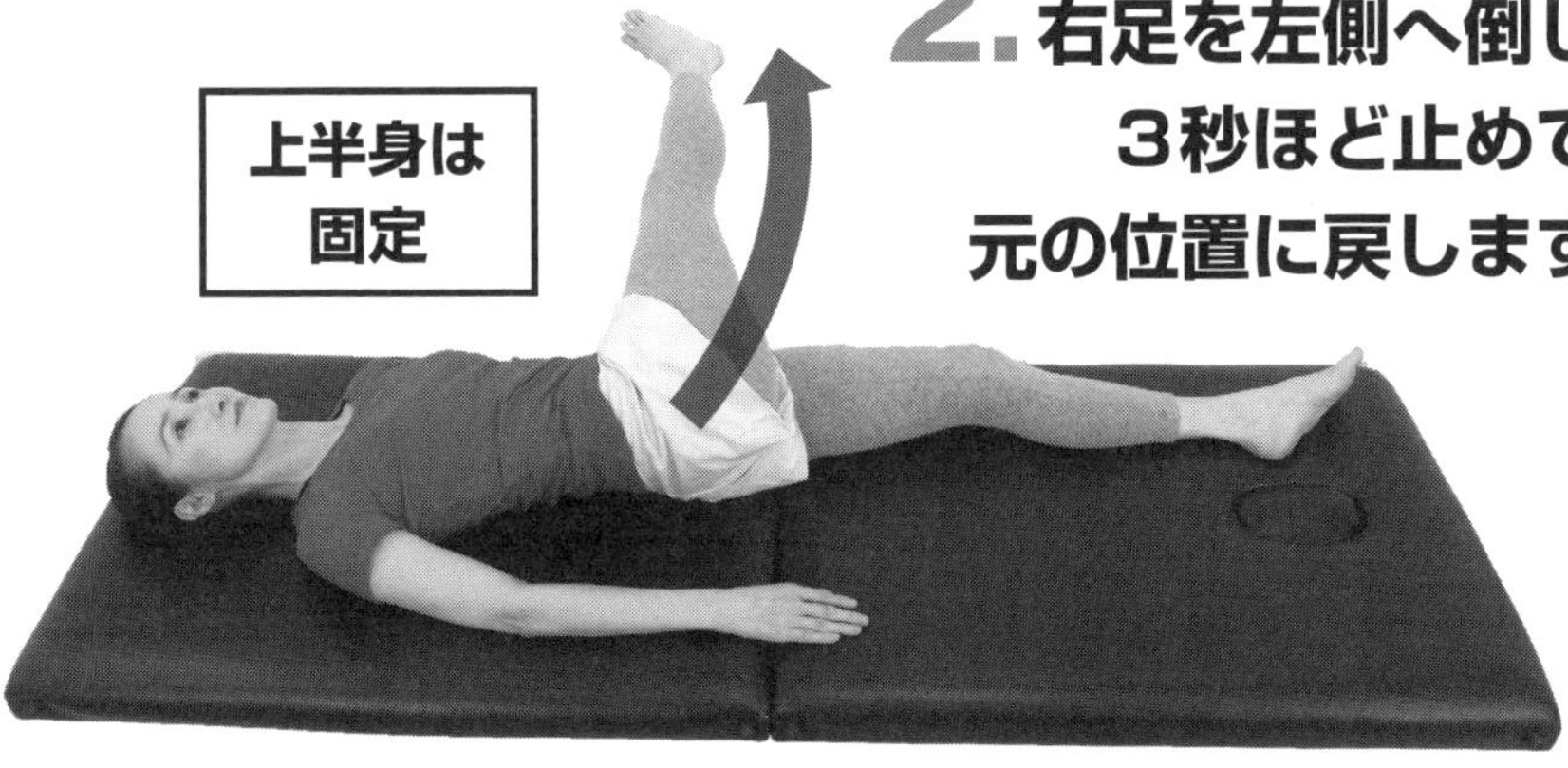
上半身は固定

チェック① この動きをするとき、普段と同じ場所に痛みを感じますか？

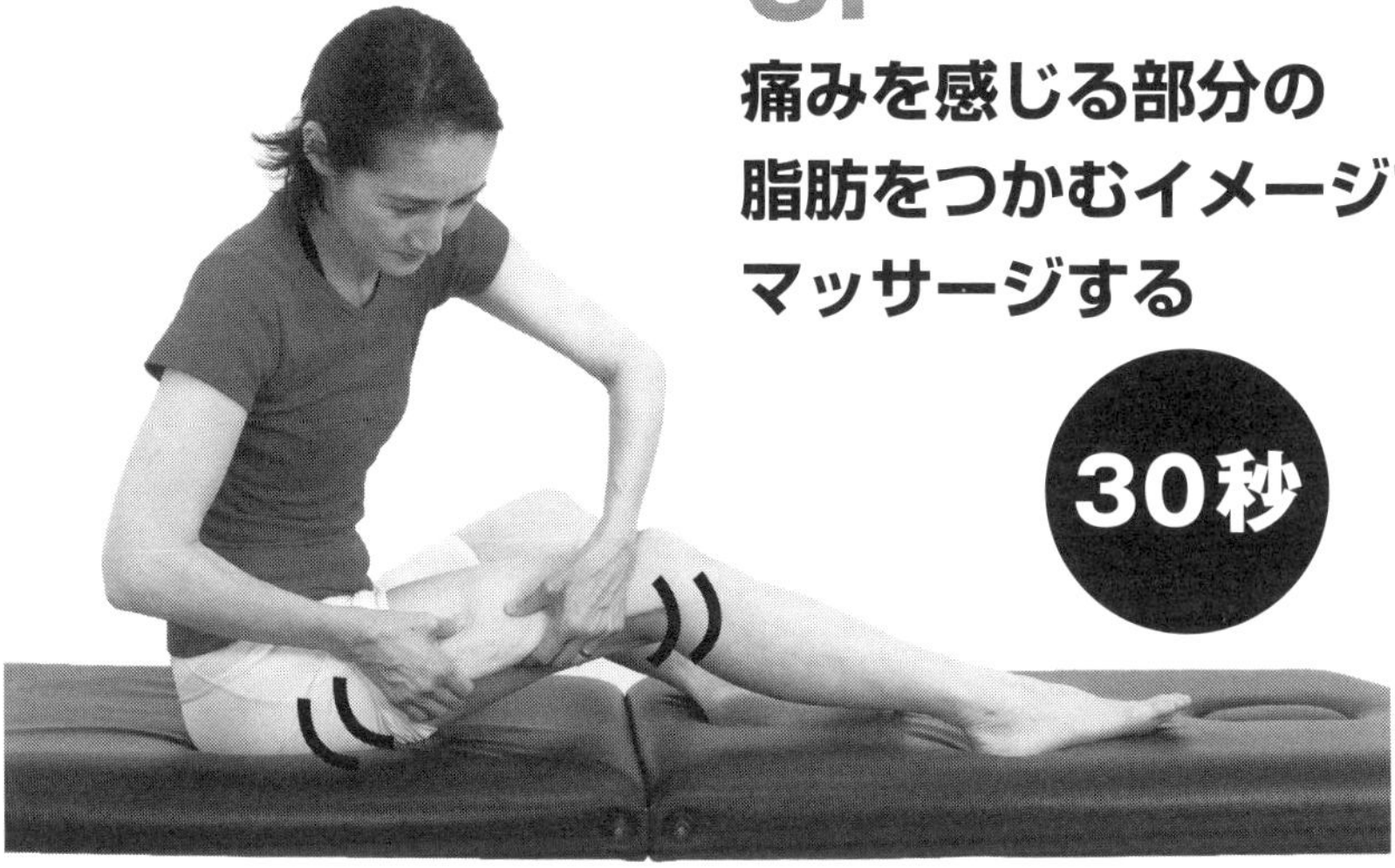

3.

痛みを感じる部分の脂肪をつかむイメージでマッサージする

30秒

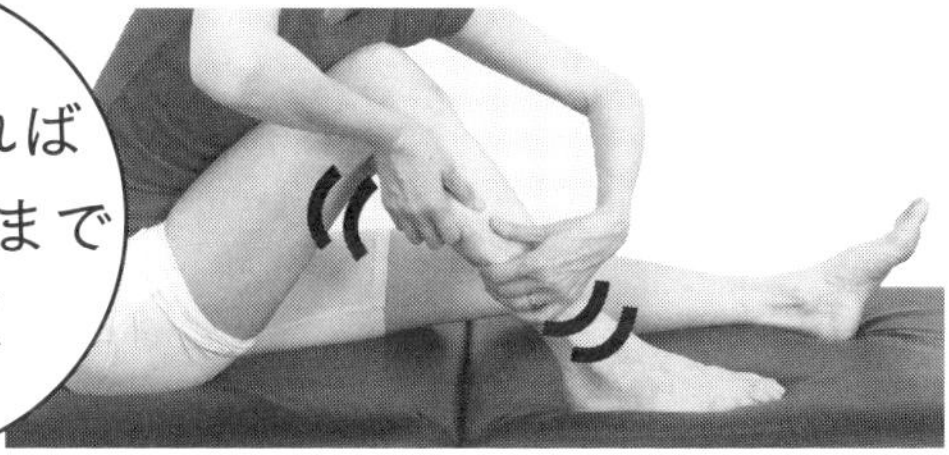

痛みがあれば
ふくらはぎまで
満遍なく

チェック②

もう一度 チェック① をしたとき、痛みが消失、または半分以下に軽減されましたか？

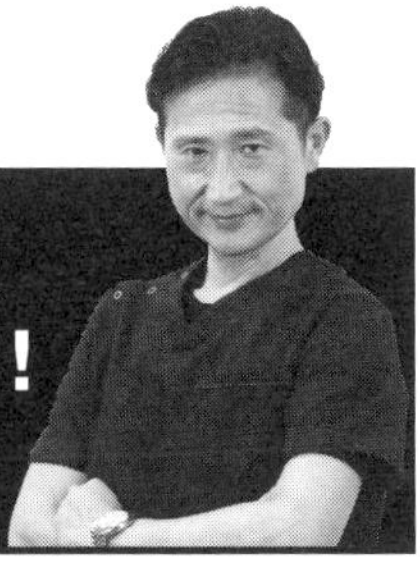

チェック① チェック② とも「はい」の場合、筋膜の滑りの悪さが原因の可能性大！

→ 82,84,86 ページへ

これまでのチェック方法で改善が得られない場合

これまでのチェック方法で改善が得られない、もしくは半分以上の痛みが残る場合、残念ながら脊柱管に原因がある可能性が高くなります。

しかし、まだ諦めないでください。**脊柱管を広げるエクササイズを継続することで、一定数はかなり改善することがある**からです。

こちらについては、88ページの「①〜③で改善しない場合：背骨全体のセルフケア」の項目で詳しく説明します。

重要な事は、手術をするのであれば、「痛みや痺れの原因が、脊柱管が狭いことによる可能性が極めて高い」と言い切れることが大切です。

私の家族が患者である場合を考えても、その痛みが脊柱管から出ているかどうかはっきり分からない状況で手術をする事は絶対にできません。これは、ほとんどの医師も同様に考えると思います。

実際に、もし脊柱管で神経が圧迫されていることで症状を出しているのであれば、手術の成功率は高いと思います。しかし、原因が曖昧なまま手術をしたのでは、成功率が低くなることは誰にでも想像がつくことでしょう。脊柱管狭窄症に限らず、どの手術をする場合も、医師の技術だけで成功率が決まるわけではないのです。

私の尊敬する整形外科医のU先生は「医療は、手術の技術よりも診断の方が大切だ。だから私は診断学を何よりも重要視している」と仰っていました。この言葉をお聞きしたとき、U先生の手術の成功率が他の医師と比較しても極めて高い理由が分かりました。ここまで読んでくださった皆さんなら、このU先生の意見に共感できるのではないでしょうか。

自分の痛みの部位を自分で知ることが大切

セルフチェックでご自身の痛み・痺れの原因を見つけることができたでしょうか。ずっとなんとなく症状を抱えていた方も、明確に「この部位(組織)が痛い」と発見することができたのではないかと思います。

中には、「こんなに細かく知る必要があるの?」と思った方もいるかもしれません。治療は病院に行って、医師や理学療法士に任せればいいのではないか、と。

しかし、私は**患者さんが自分で自分の痛みについて知ることこそが、完治への最短ルートである**と考えています。

「どこが痛いのか」に始まり、「どのような動きをすると痛むのか」「どのように痛いのか」を知ることは重要です。同じ「足をあげると痛い」という痛みでも、足の動かし方によっては原因として疑うべき部位が異なってきます。

このように自分の痛みをきちんと自分で把握できていると、セルフケア以外でも、病院にかかる際にその情報を医療従事者に伝えることで適切な治療への近道となりますよ。

また、先ほどのセルフチェックの際に、「こうすると痛くなくなる」という動きがありましたね。

次の章から紹介するセルフケアには、その「痛みがなくなる」動作も含まれます。チェックのときに行った動作そのものがセルフケアになるのです。それ以外も、決して難しいケアはありません。ご自宅で、１人で自分のペースでできるものばかりです。

「こうすると痛い」「こうすると痛くない」という痛みの変化を感じながら少しずつでも取り組むことで、あなたの痛み・痺れは改善していきますよ。

症例 2

手術目前の痛みがストレッチで改善！

数年前から腰痛に悩まされるようになりました。腰の痛みはだんだん左の殿部から太ももの外側の痛みに変わり、長時間歩いたり、立ったりするのがつらくなってきました。

病院に行って MRI 検査を受けたところ、椎間板ヘルニアがあり、脊柱管も狭くなっていると診断されました。鎮痛剤を処方され、電気治療や温熱療法などを続けましたが、痛みが引くことはなく、「痛みが取れなければ手術をするしかないですね」と言われました。

そんな折、友人から「椎間板ヘルニアと診断された母親が、ある先生に診てもらったら痛みがなくなって、楽に歩けるようになったの」という話を聞き、紹介してもらったのが園部先生です。園部先生に診てもらったことで、姿勢が悪いことが脚の外側に負担をかけ、殿部から太ももの外側の痛みを起こしていると言われました。そのため、姿勢改善のための体幹、股関節を中心とした柔軟性改善のトレーニングを教えてもらいました。すると数日で、殿部から太もも外側にかけての痛みと痺れがほとんどなくなりました。改めて、自分がこれまで健康管理を行っていなかったことを痛感し、今ではご指導頂いたトレーニングを毎日行っています。（50 代女性　Y・F さん）

第3章

脚の痛みや痺れの原因別
セルフケア

01

梨《り》状《じょう》筋《きん》のセルフケア

第2章の「原因部位発見メソッド」によって、あなたの痛み・痺れの原因がどこにあるかおわかりになったと思います。

ですが、どの原因に該当したかを問わず、**すべての人に行っていただきたいケア**があります。それが**「梨状筋」**のケアです。

梨状筋は、後大腿皮神経、上殿神経、坐骨神経、その他の神経など、多くの神経の出口のところにある筋肉です。**この筋肉の上下から多くの神経が出ているため、本書においても実は重要なケア**となるのです。

この梨状筋が凝り固まることで周囲の神経に悪影響を及ぼし、痛みや痺れなどの症状を出すことがあります。

梨状筋はお尻の奥深くにある筋肉ですので、テニスボールを使って圧力をかけながらマッサージしたり、お尻を大きく動かすストレッチを行うことで、次第に柔軟性を取り戻していきます。

セルフケアの目的

①梨状筋を柔らかくする

梨状筋に限らず、筋肉は同じ姿勢でい続けると凝り固まってしまい、体に不調をきたしやすくなります。

②周囲の神経の滑りを良くする

梨状筋を柔らかくすることで、周囲を走る重要な神経の滑りが良くなり、痛みなどの症状が和らぎます。

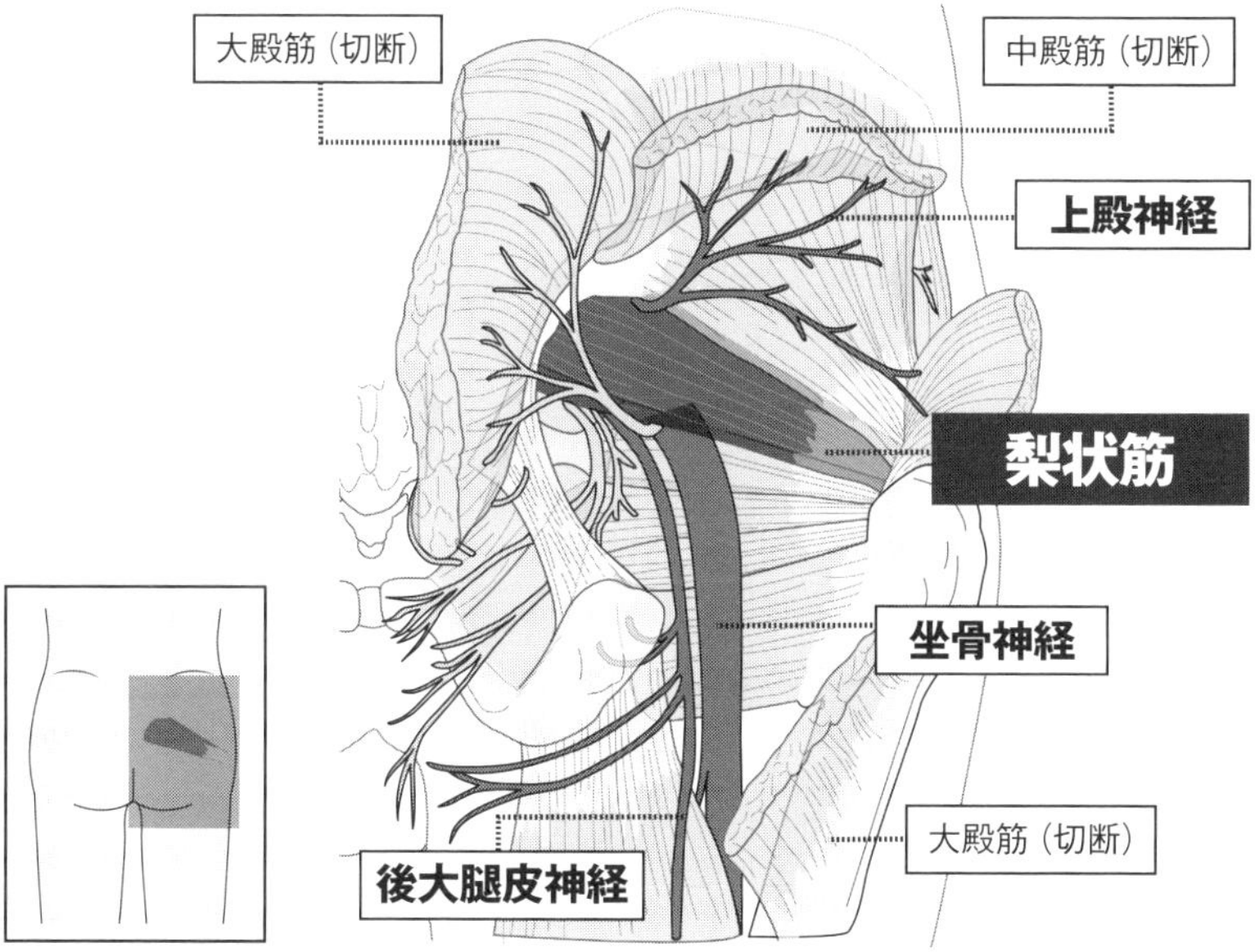
大殿筋（切断）
中殿筋（切断）
上殿神経
梨状筋
坐骨神経
大殿筋（切断）
後大腿皮神経

▶動画で確認

【梨状筋のセルフケア①】

テニスボールマッサージ

このケアは
すべての人に
効果的です！

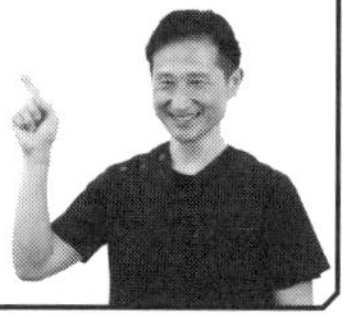

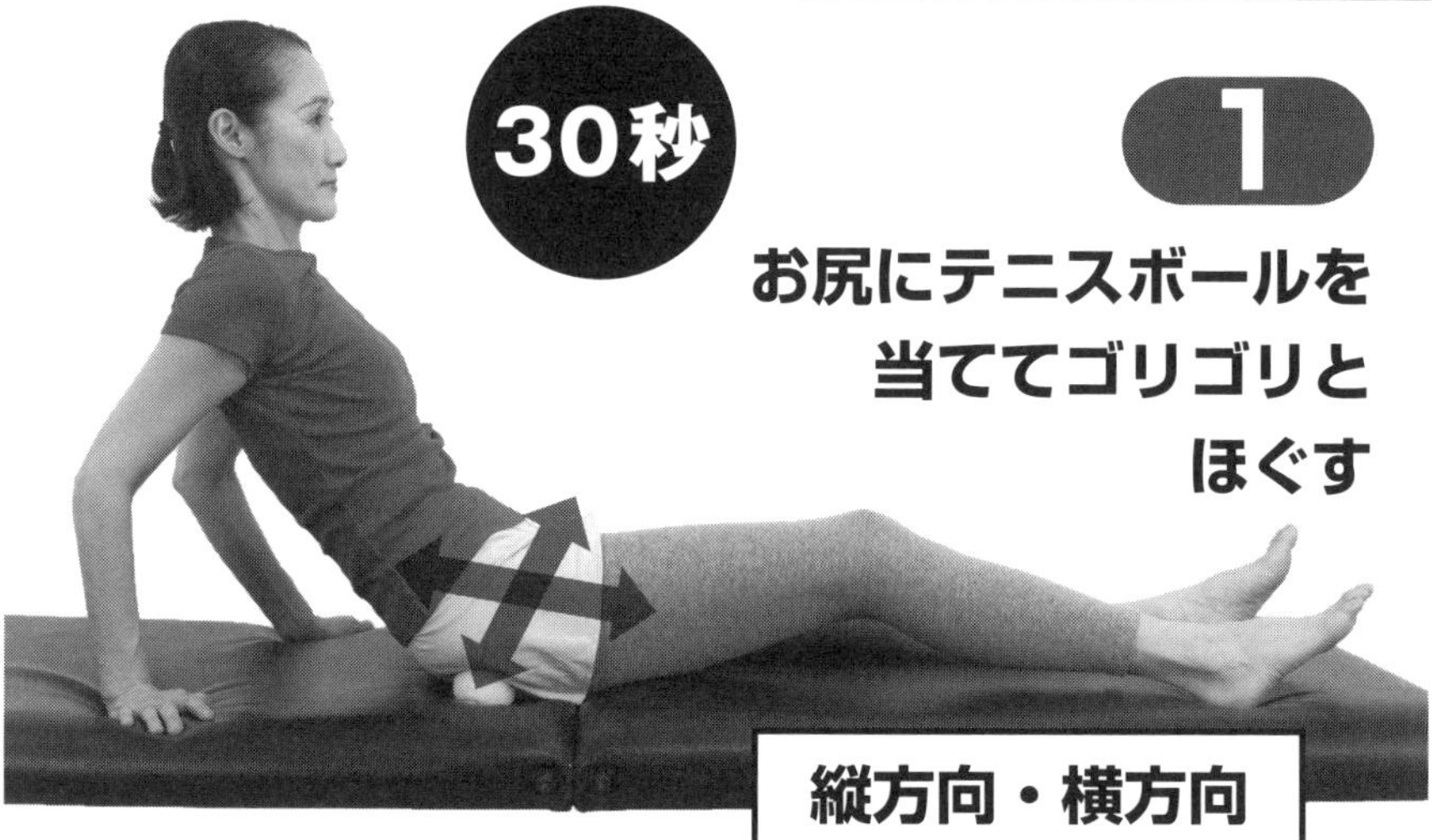

30秒

1

**お尻にテニスボールを
当ててゴリゴリと
ほぐす**

縦方向・横方向
どちらにも動かす

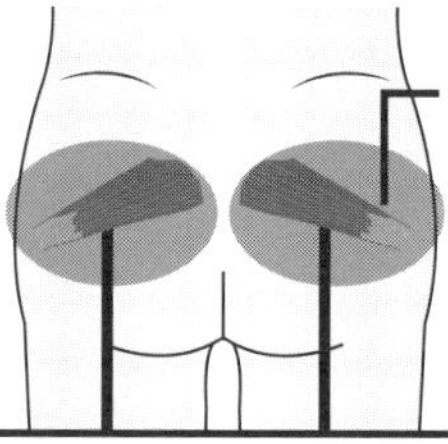

痛みがある側の
お尻の真ん中あたり
に当てる

1日
3セット
痛みが
あるときも

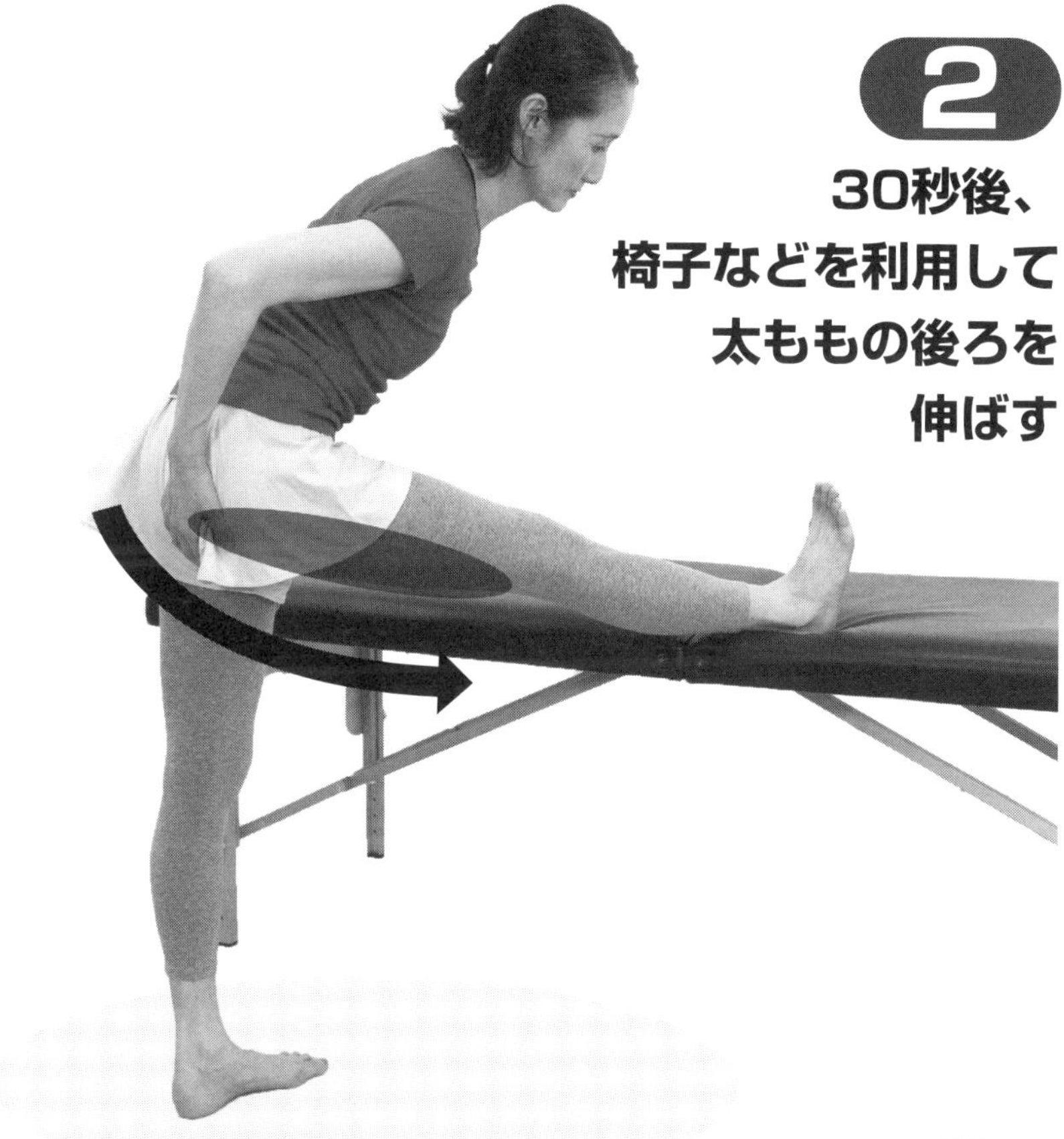

2

30秒後、椅子などを利用して太ももの後ろを伸ばす

梨状筋を柔らかくした後に
太ももの後ろを伸ばすと
さらに効果が出ます

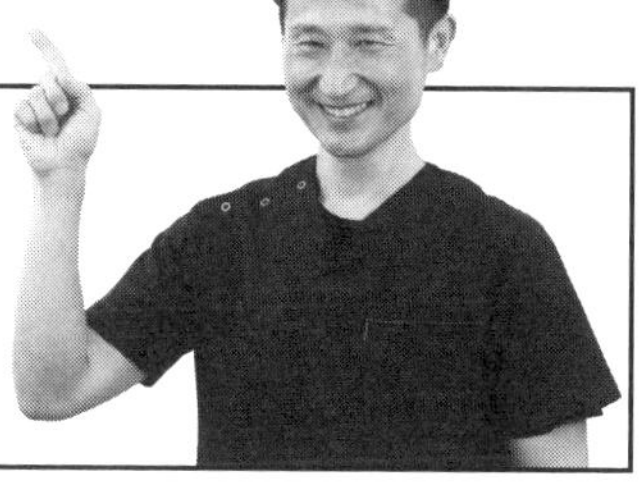

▶動画で確認

【梨状筋のセルフケア②】

足組みストレッチ

このケアは
すべての人に
効果的です！

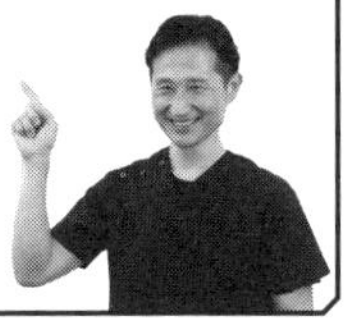

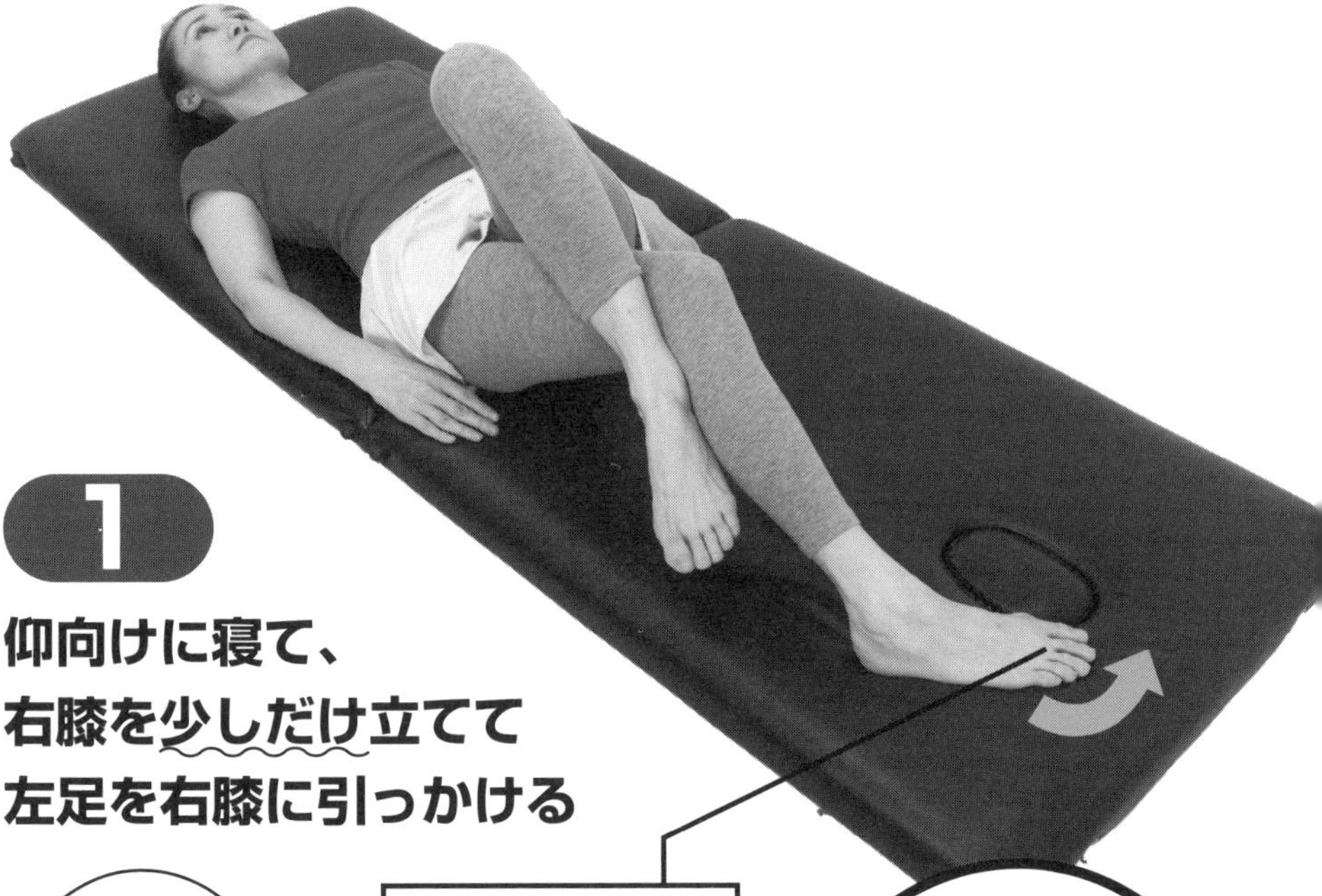

1

仰向けに寝て、
右膝を少しだけ立てて
左足を右膝に引っかける

左側が
痛む場合は
反対の足で
行う

立てた足の
つま先を
内側へ向ける

1日
3セット
痛みが
あるときも

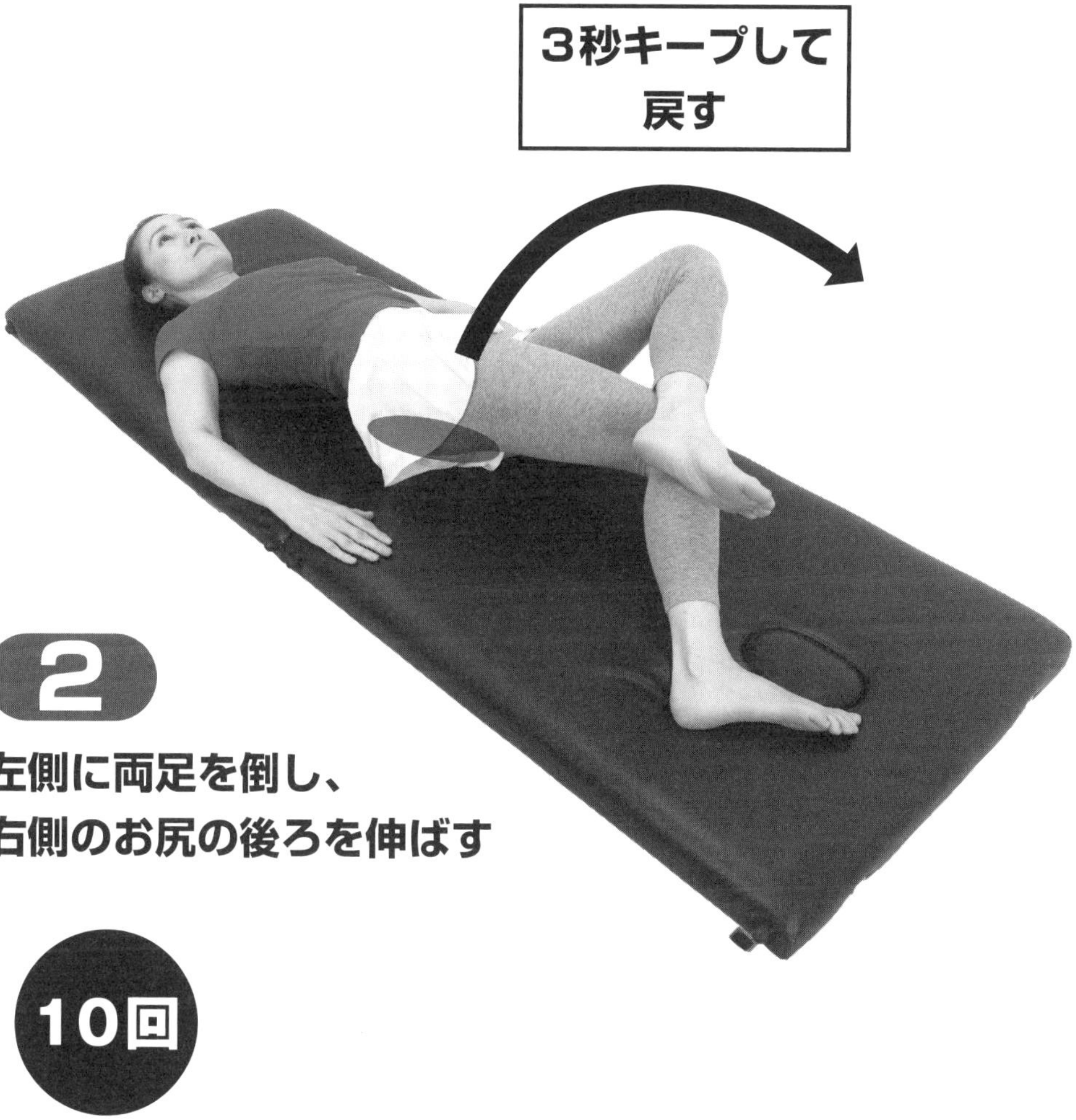

2

**左側に両足を倒し、
右側のお尻の後ろを伸ばす**

10回

02

末梢神経のセルフケア

末梢神経とは、脳と脊髄からなる神経の司令部「中枢神経」と体の末端をつなぐ神経です。末梢神経のうち下肢の痛み・痺れに関係があるのが、主に**「後大腿皮神経」「上殿神経」「坐骨神経」**です（他にもありますが、本書では原因として最も多いこの3つを紹介しています）。

後大腿皮神経は梨状筋の下から出て、お尻の下（下殿部）と大腿後面を通り、この部位の感覚と関わっています。

上殿神経は、お尻の筋肉である中殿筋、小殿筋と深く関わっている筋肉です。坐骨神経は、腰椎の下部から梨状筋の下を通り抜けてつま先まで通っている、人体最大の末梢神経です。いずれも付近の筋肉が硬くなり柔軟性を失うと、神経が圧迫されて痛みや痺れといった症状を引き起こしたり、**神経が周囲とくっついて滑りが悪くなったりする**（滑走障害《かっそう》）ことがあります。

ここでは、神経そのものへのアプローチとあわせて、神経に大きく関わる筋肉をケアすることで症状を和らげる方法を紹介します。

セルフケアの目的

①神経の滑りを良くする

神経が走っている付近を直接マッサージしたり、滑りやすくするためのストレッチを行います。

②神経の近くの筋肉を柔らかくする

神経の通り道になっている筋肉をマッサージすることで、症状を和らげます。

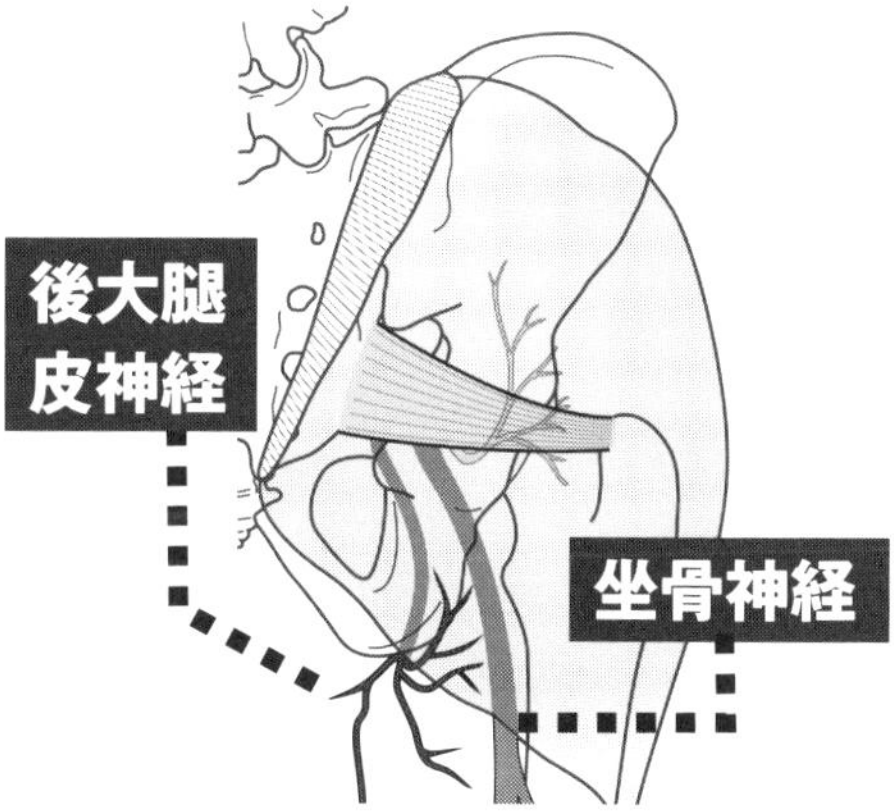

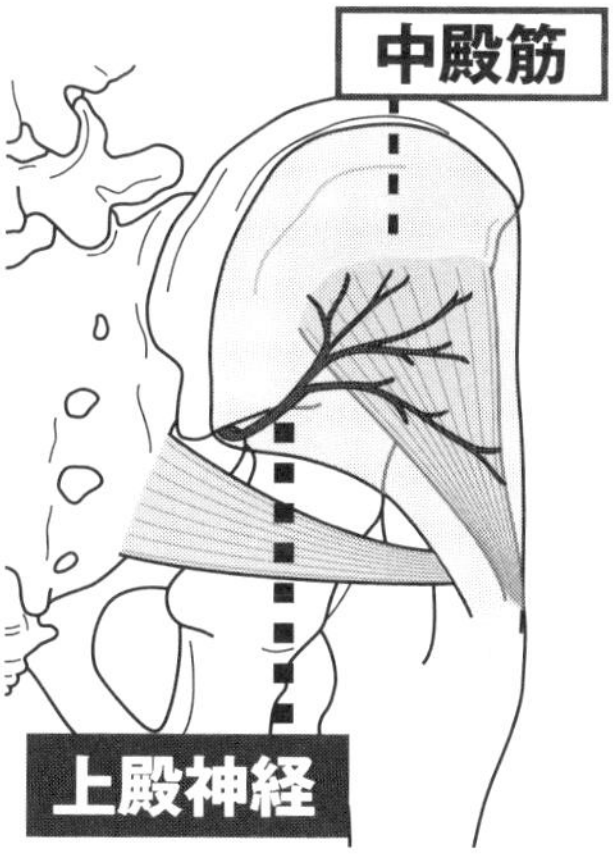

▶動画で確認

【末梢神経のセルフケア①】
後大腿皮神経の滑走を促す

44ページの「①-1 下殿部と大腿後面」のチェックで改善した人に効果的です！

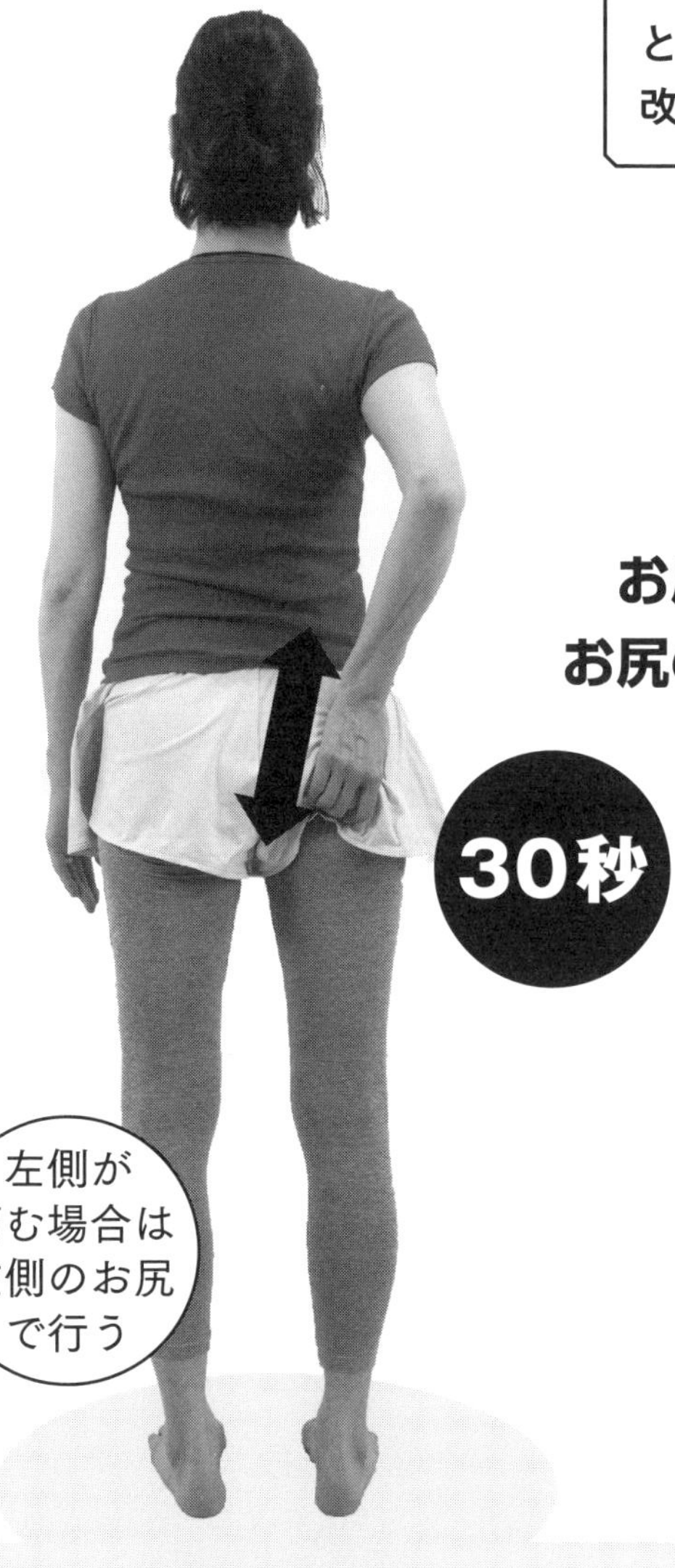

1

**まっすぐ立って
お尻の下側をつかみ、
お尻の穴を広げるように
つかんだお尻を
上下に動かす**

左側が痛む場合は左側のお尻で行う

**1日
3セット
痛みがあるときも**

2

30秒後、
太ももの後ろを
伸ばす

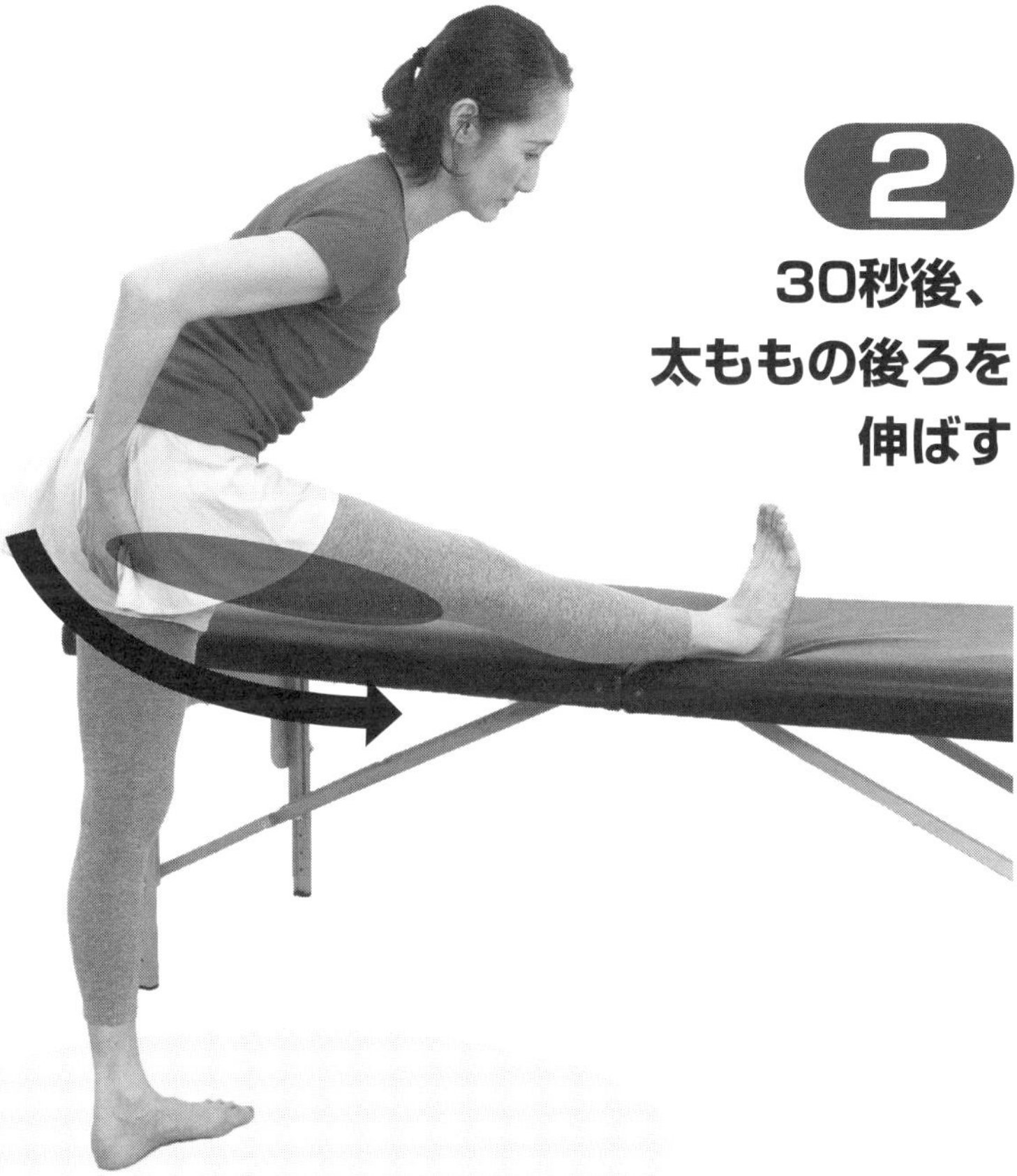

お尻の下側を柔らかくした後に
太ももの後ろを伸ばすと
さらに効果が出ます

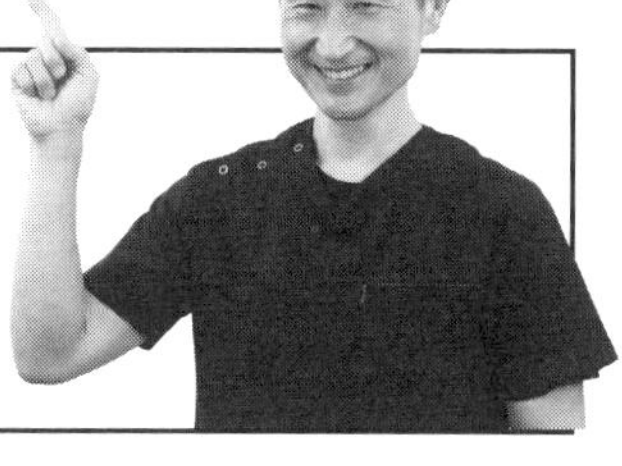

▶動画で確認

【末梢神経のセルフケア②】

中殿筋のストレッチ

48,50ページの「②上殿部と大腿外側」のチェックで改善した人に効果的です！

痛みがある方の足で行う

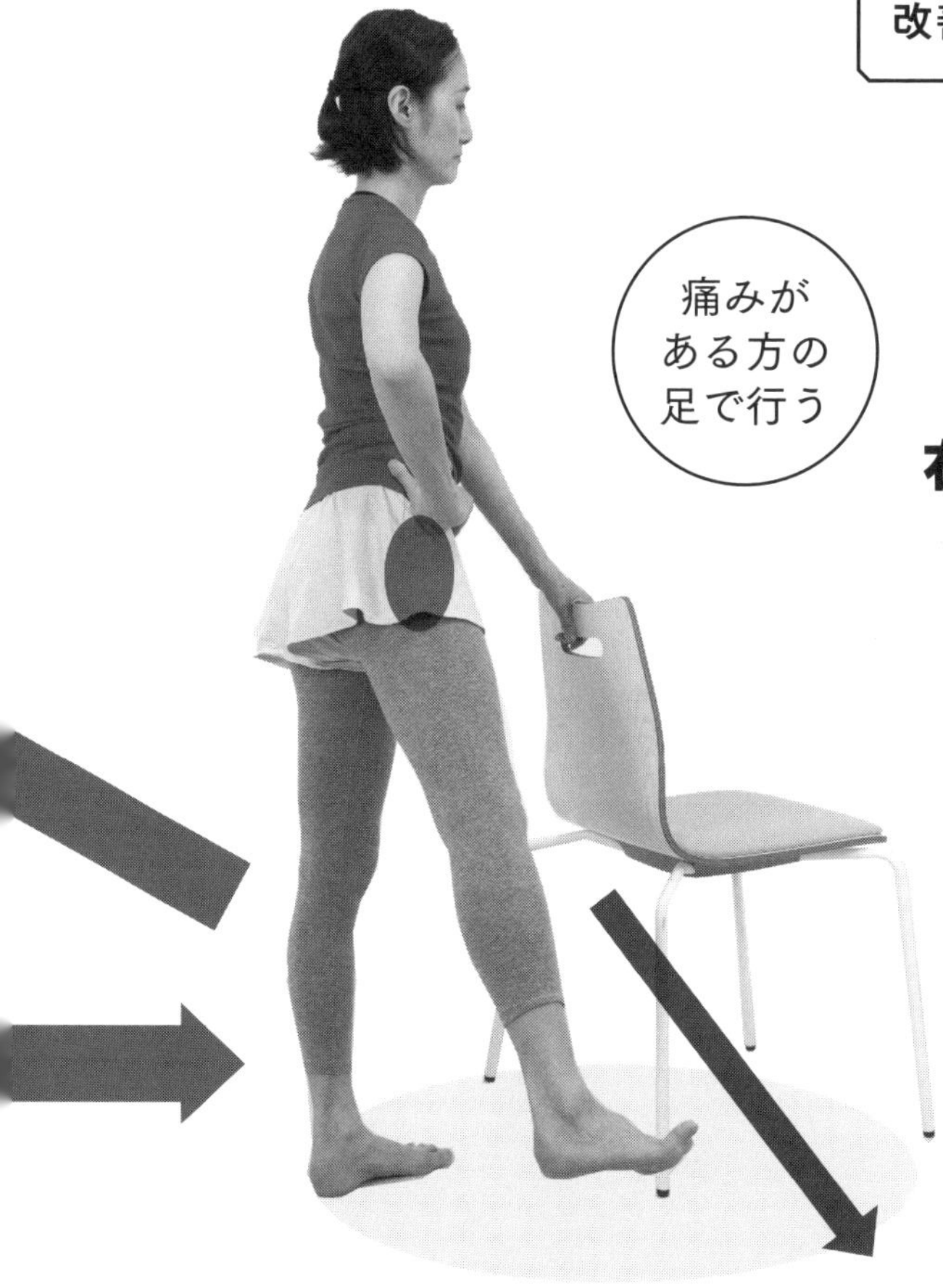

1

まっすぐ立って、右足を真横にあげる

1日3セット

痛みがあるときも

2

**足をあげたまま
つま先を内側にねじって
3秒キープ**

3

**ねじったまま
左足の後ろに戻す**

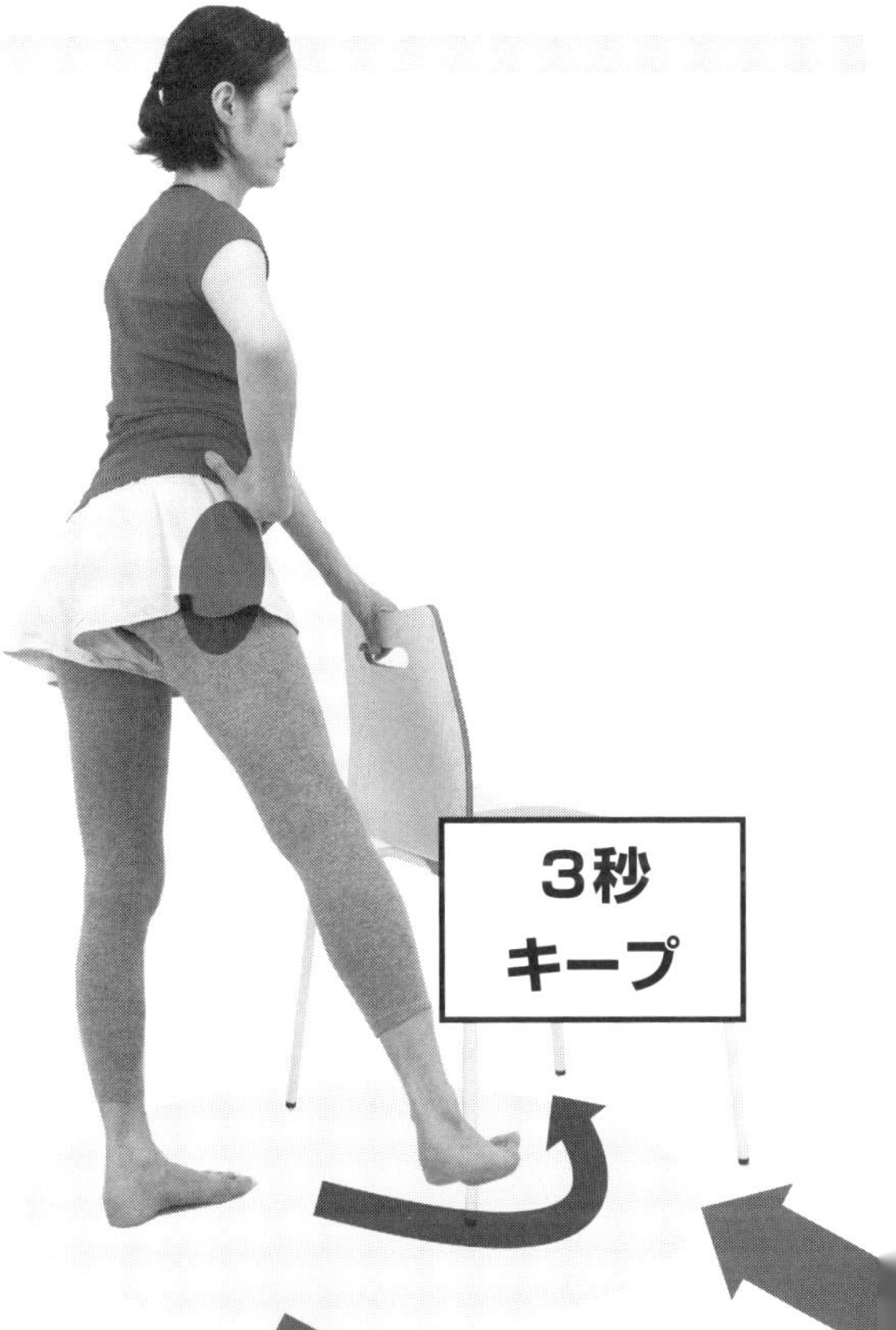

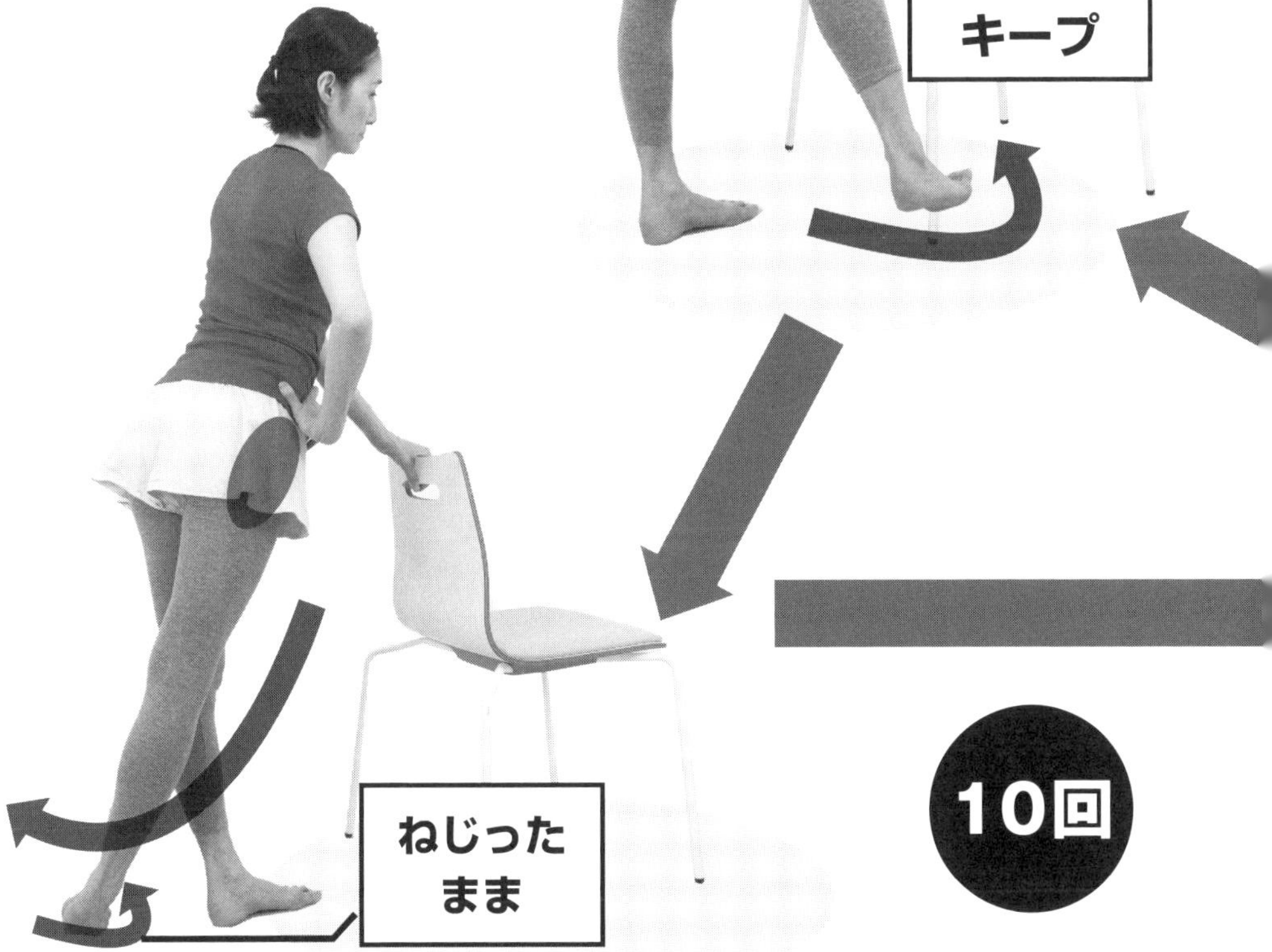

▶動画で確認

【末梢神経のセルフケア③】

中殿筋のマッサージ

48,50ページの「②上殿部と大腿外側」のチェックで改善した人に効果的です！

横から見た図

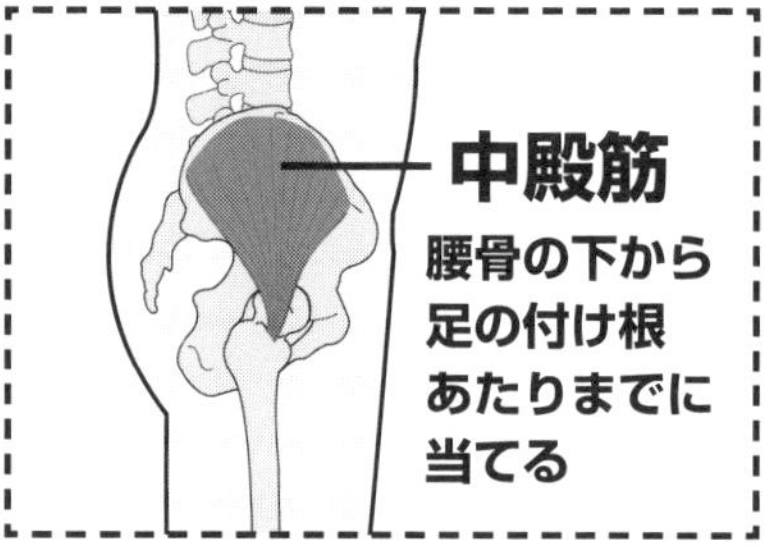

中殿筋
腰骨の下から足の付け根あたりまでに当てる

1

30秒

テニスボールを使ってお尻の側面をゴリゴリとほぐす

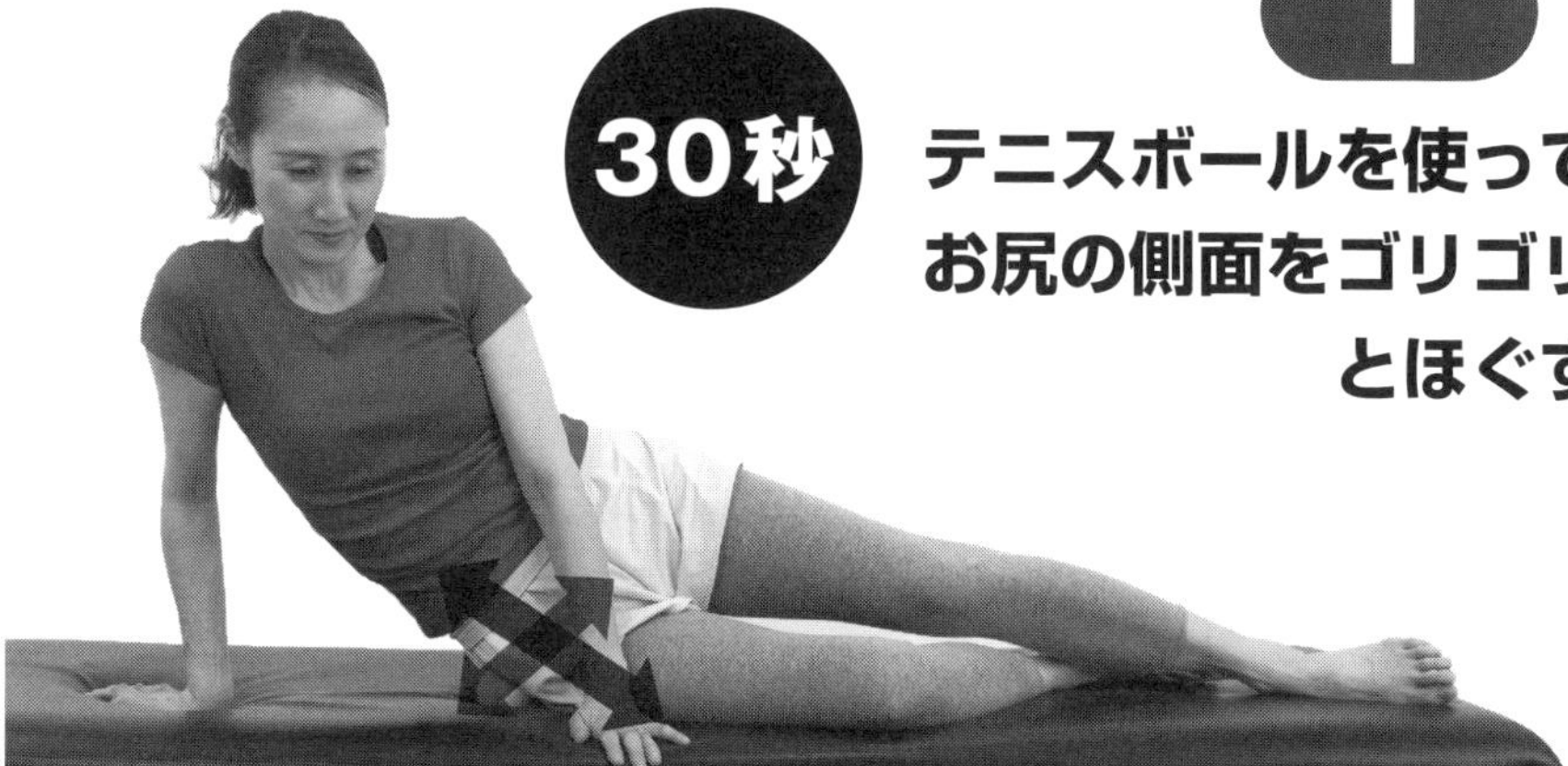

縦方向・横方向どちらにも動かす

左側が痛む場合は左のお尻で行う

1日3セット

痛みがあるときも

2

30秒後、
足を上げて反対側に倒し
お尻の側面を伸ばす

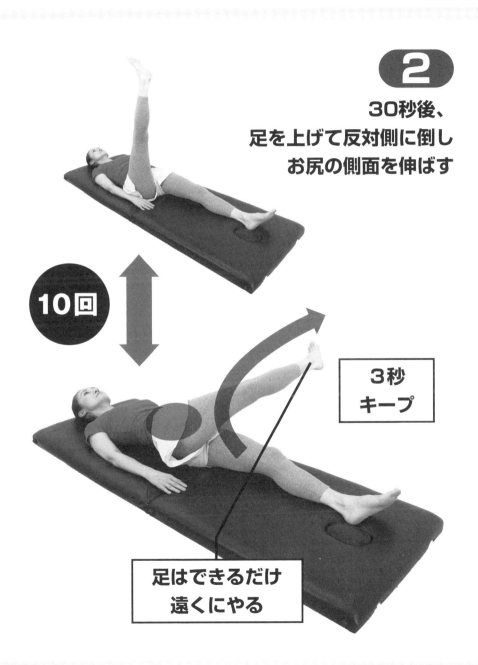

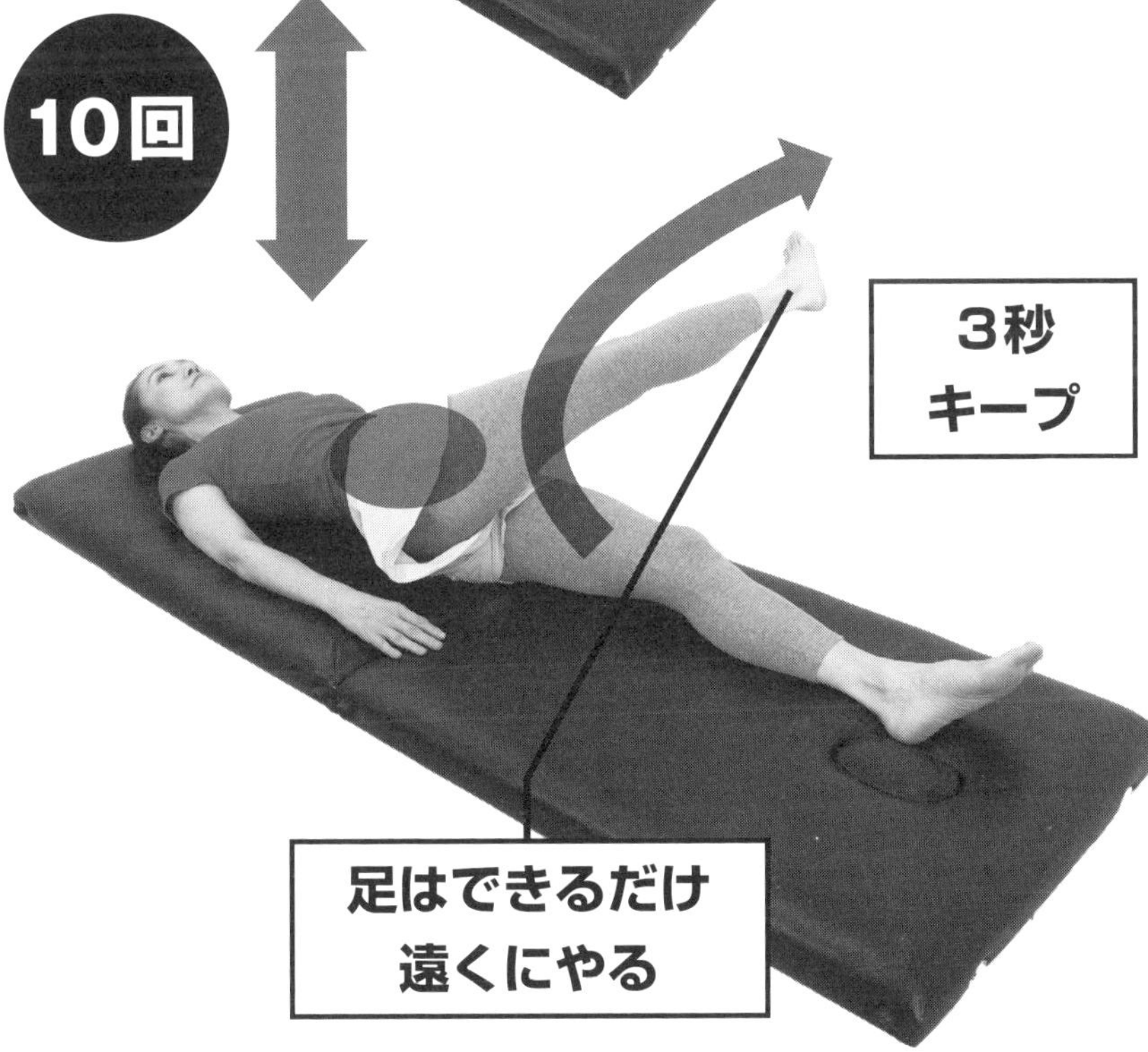
10回
3秒
キープ
足はできるだけ
遠くにやる

▶動画で確認

【末梢神経のセルフケア④】

股関節まわし

48,50ページの「②上殿部と大腿外側」のチェックで改善した人に効果的です！

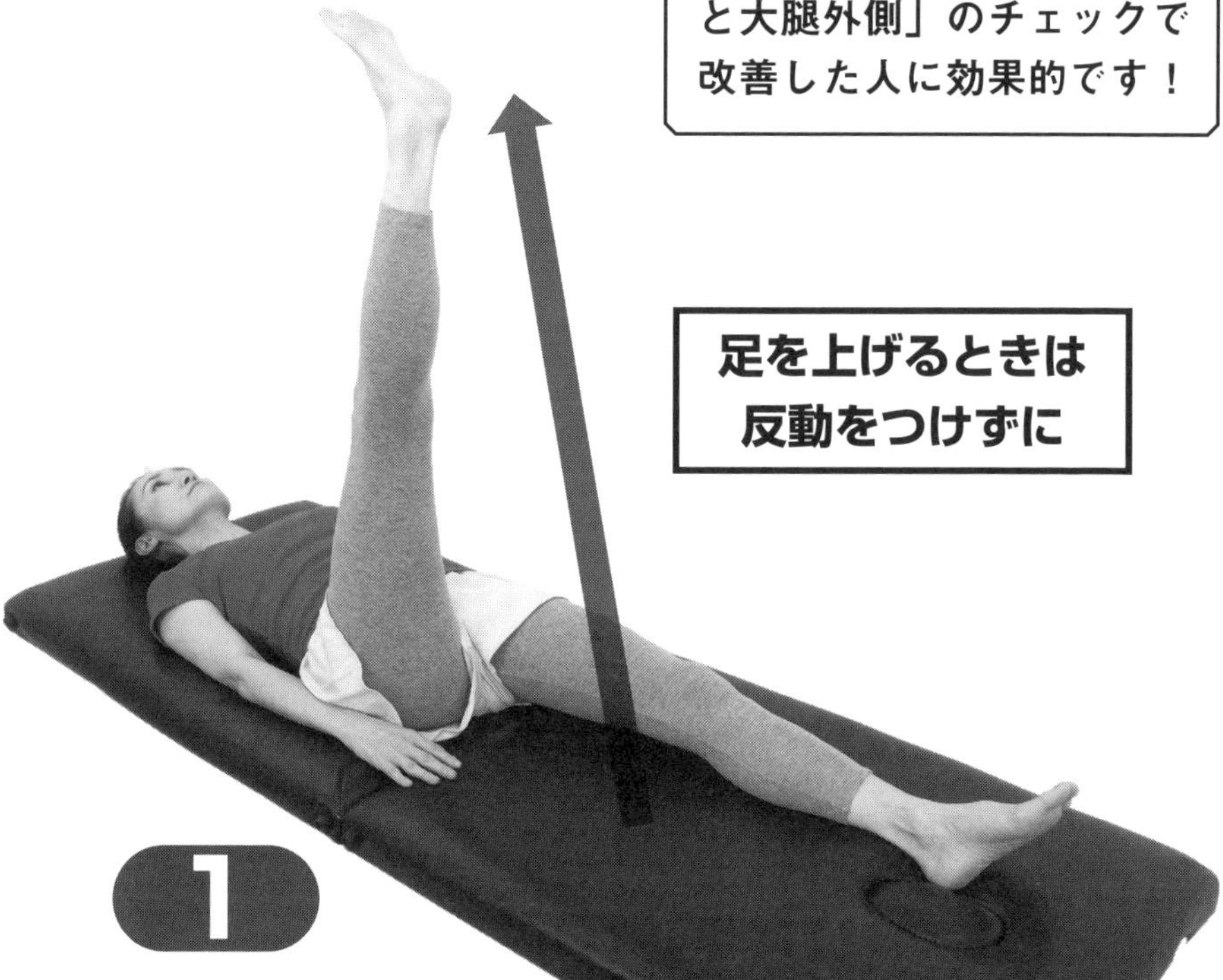

足を上げるときは反動をつけずに

1

仰向けに寝て、脚をぐるぐる回す

左側が痛む場合は左足で行う

1日3セット
痛みがあるときも

足をできるだけ遠くにやる
イメージで、大きく回す

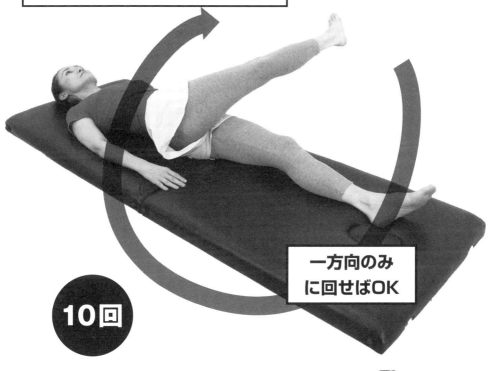

股関節まわしの間は
呼吸を忘れずに、
ゆっくりと行いましょう

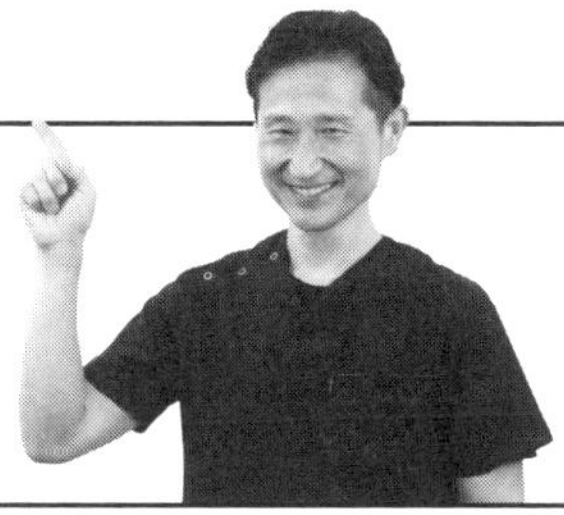

▶動画で確認

【末梢神経のセルフケア⑤】

坐骨神経の滑走を促す

52ページの「③-1 殿部から下腿まで」のチェックで改善した人に効果的です。

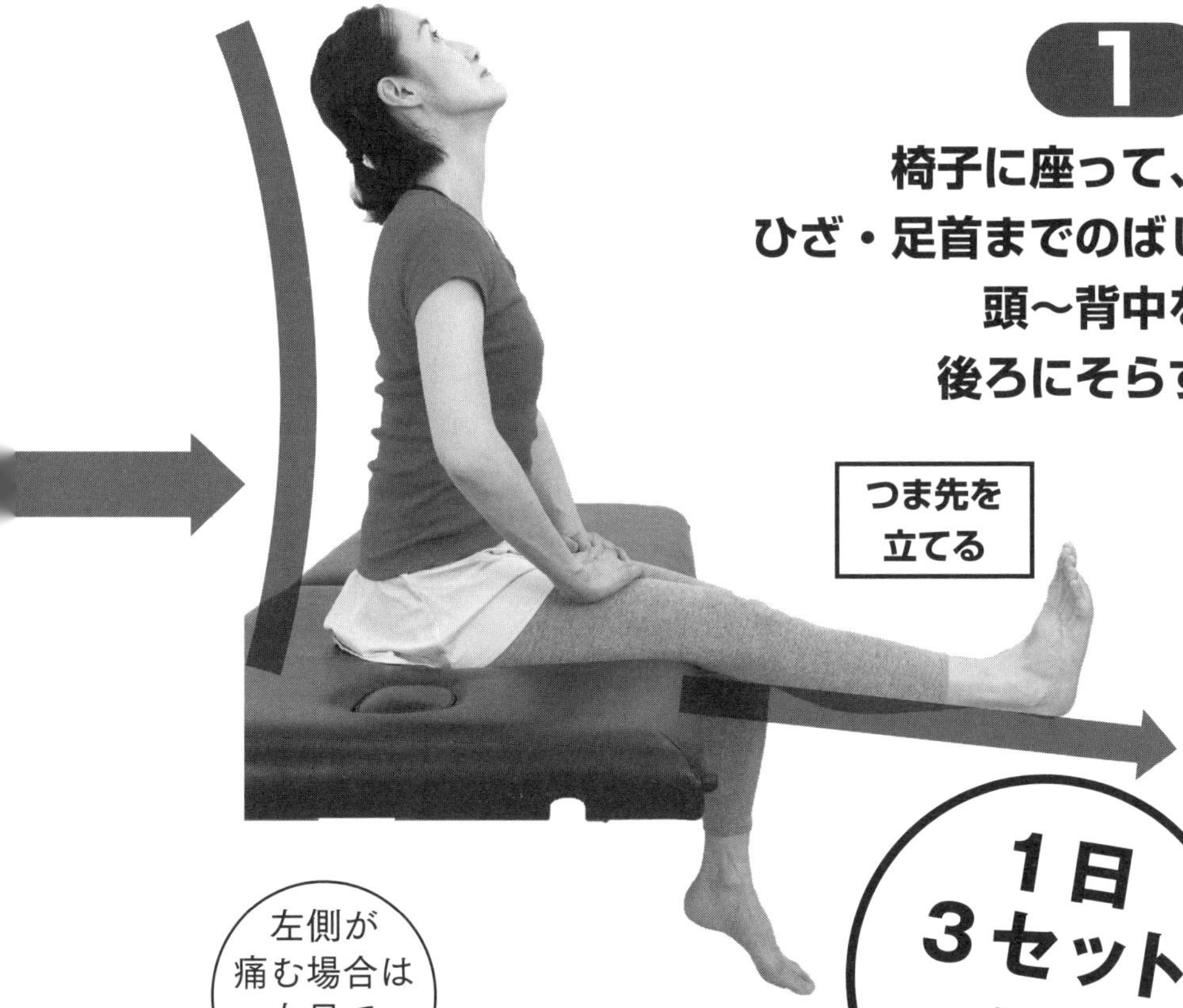

1

椅子に座って、ひざ・足首までのばし頭〜背中を後ろにそらす

左側が痛む場合は左足で行う

1日3セット
痛みがあるときも

2

足を下ろして、
頭を下げ
背中を丸める

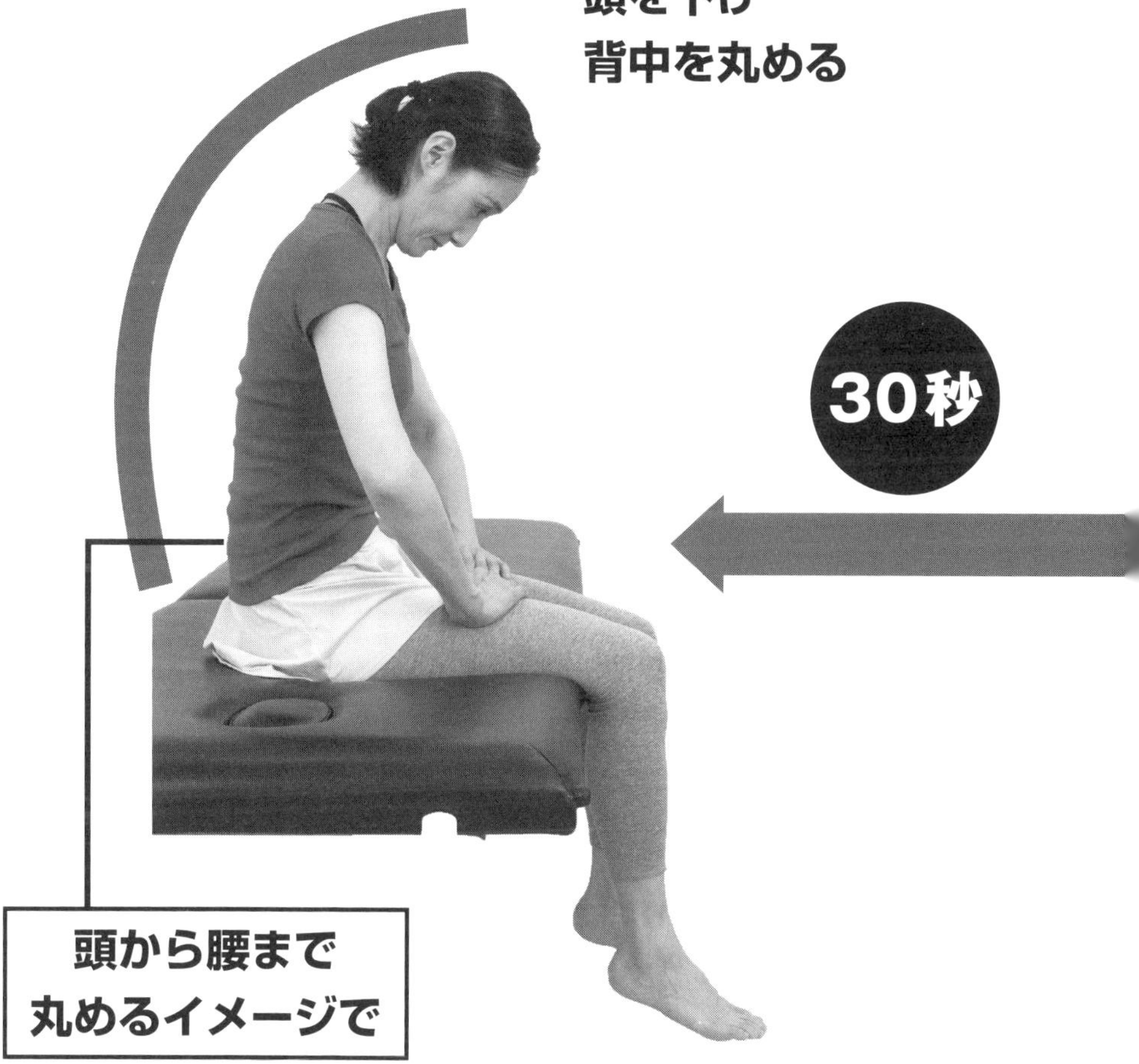

03

筋膜のセルフケア

筋膜とは、筋肉をボディスーツのように覆っている膜のことです。コラーゲンなどの線維性の組織と水でできており、層状になっています。

その筋膜には**皮神経**という細かい神経が張りめぐらされており、お尻や下肢の表層に広がっています。なお、皮神経は直径2～3ミリメートルと細いので、レントゲンやＭＲＩの画像には映りません。

この神経組織には多少の柔軟性はありますが、ゴムのようには伸びないので、**筋膜の滑りが悪くなると、神経組織が過度に伸ばされるところが出てきます。それが痛みや痺れの原因になると考えられます。**長い時間、同じ姿勢を続けていると、筋膜によって皮神経が締めつけられ、痛みや痺れが出ることがあるのです。

筋膜は表層にある組織ですので、自分の手で揉みほぐしたり、乾布摩擦を行うと効果的です。

セルフケアの目的

①筋膜の滑りを良くする

すでに硬くなった筋膜を柔らかくし、すべりやすくします。自分の手によるマッサージで十分に効果が表れます。

②積極的に下肢を動かす

長時間、同じ姿勢でいることで筋膜が硬くなってしまいます。下肢を大きく動かすことで硬くなることを防ぎます。

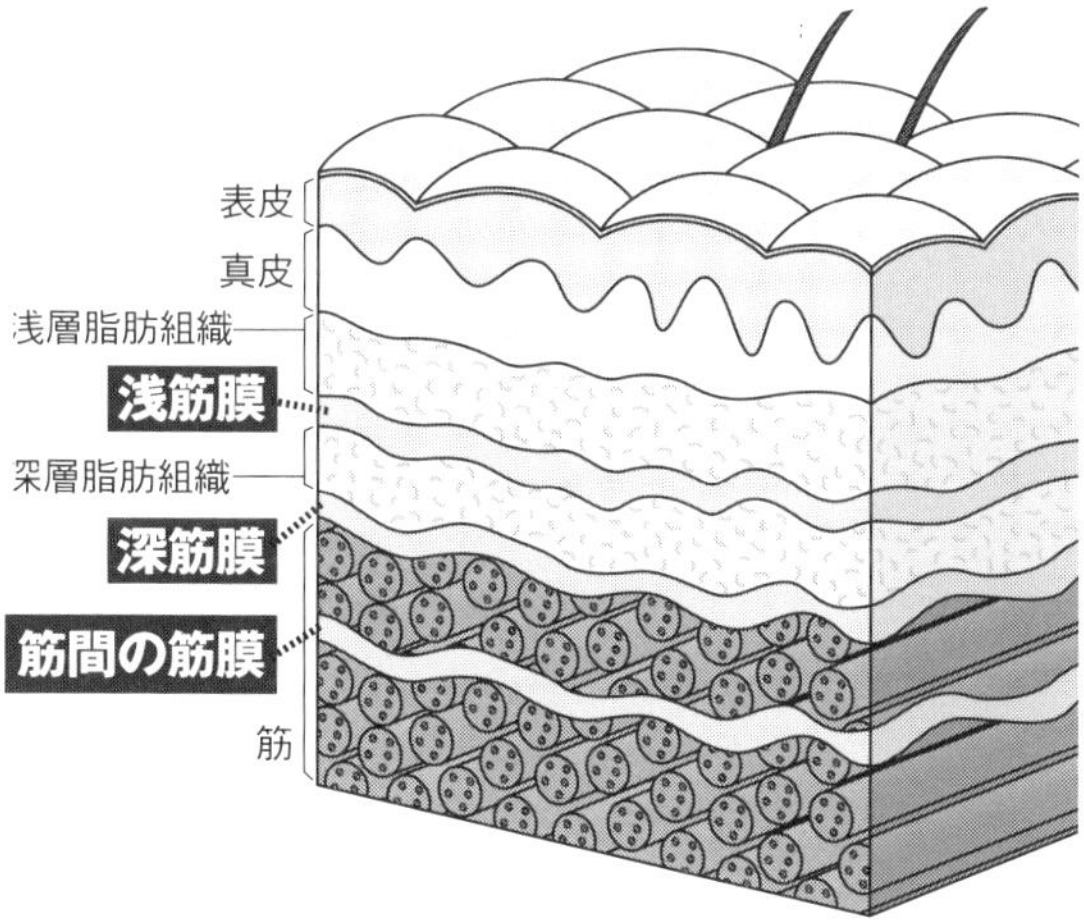
表皮
真皮
浅層脂肪組織
浅筋膜
深層脂肪組織
深筋膜
筋間の筋膜
筋

▶動画で確認

【筋膜のセルフケア①】

股関節まわし

52,54ページの「③殿部から下腿まで」のチェックで改善した人に効果的です。

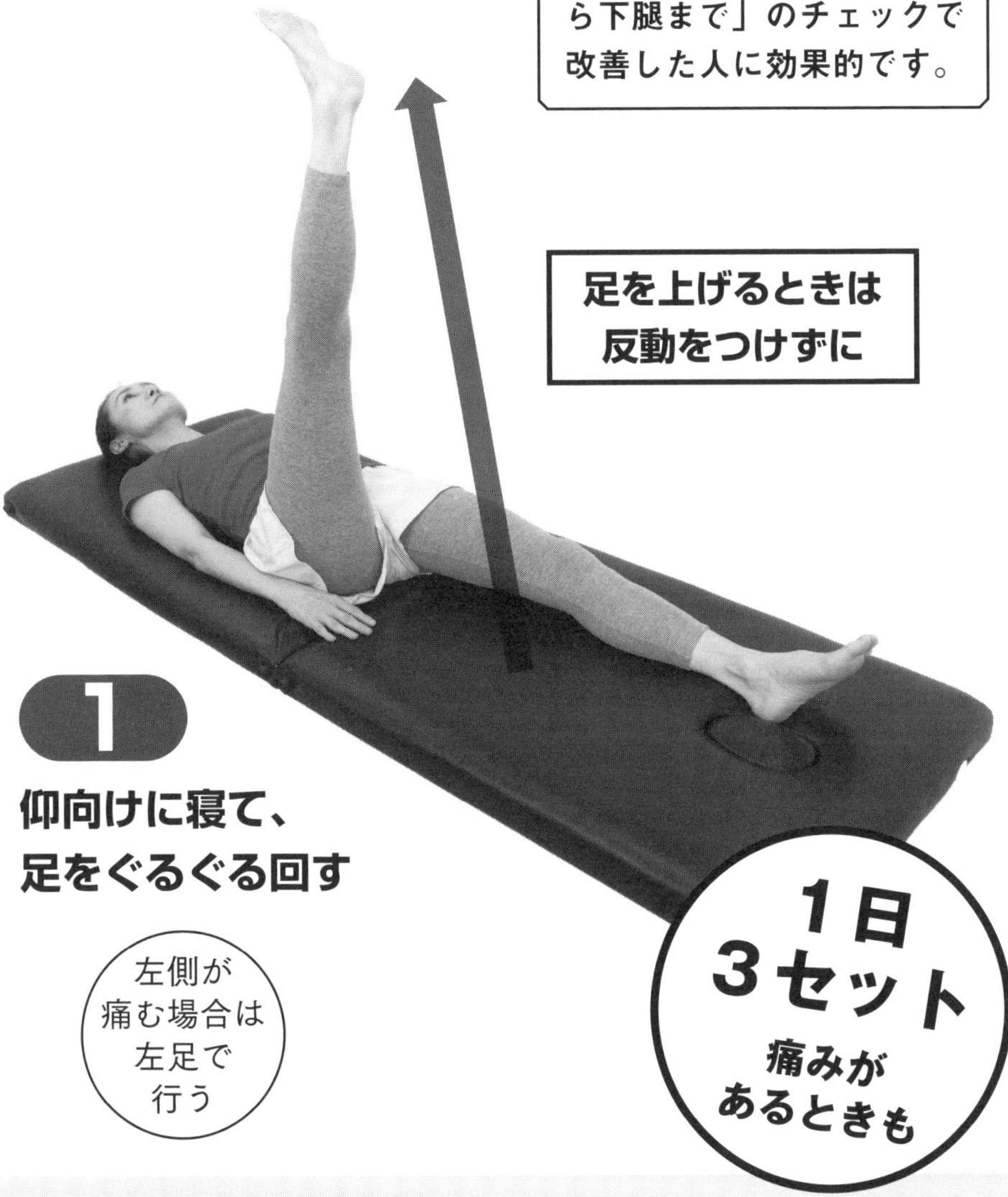

足を上げるときは反動をつけずに

1

仰向けに寝て、足をぐるぐる回す

左側が痛む場合は左足で行う

1日3セット
痛みがあるときも

足をできるだけ遠くにやる
イメージで、大きく回す

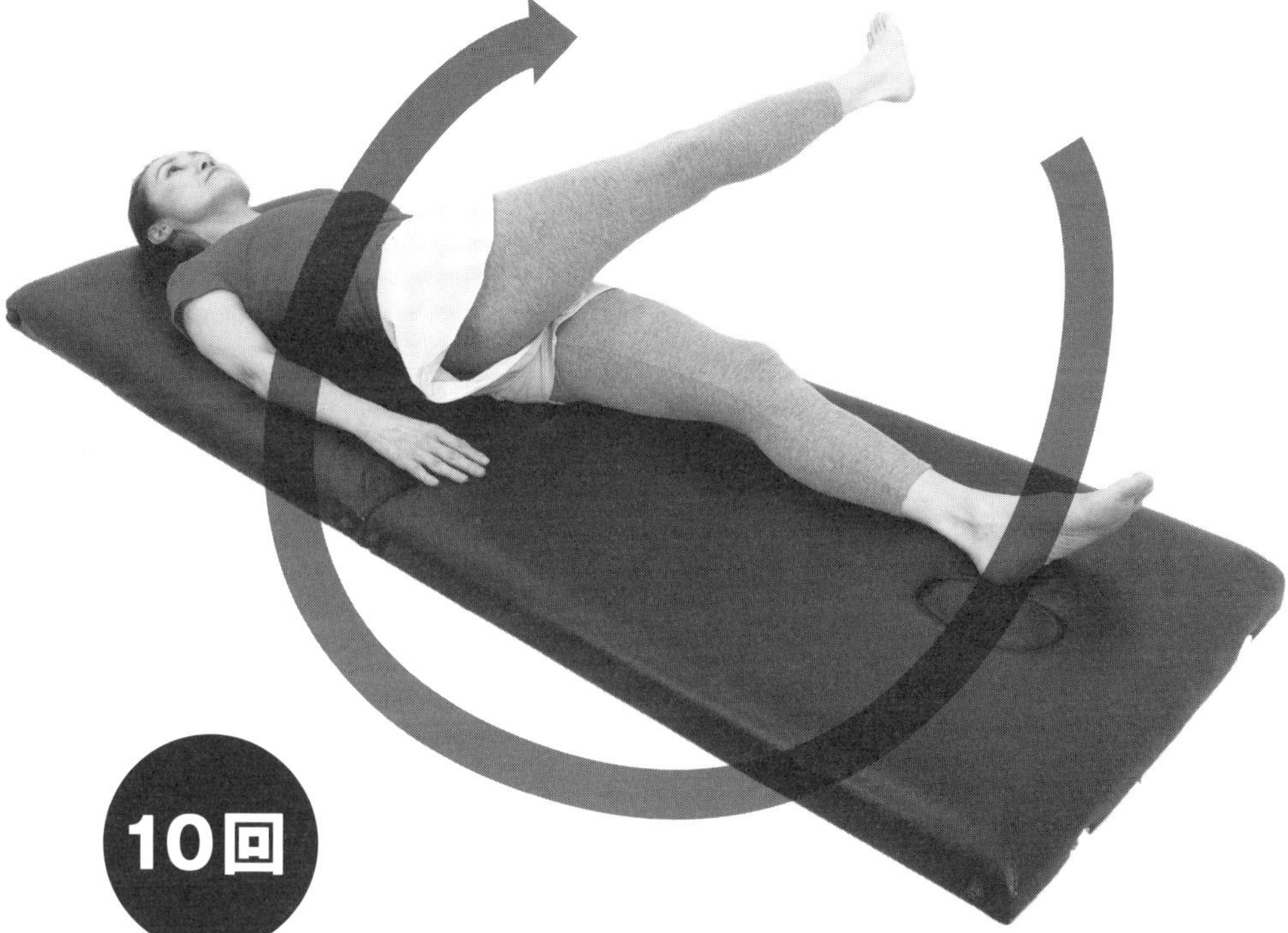

10回

股関節まわしの間は
呼吸を忘れずに、
ゆっくりと行いましょう

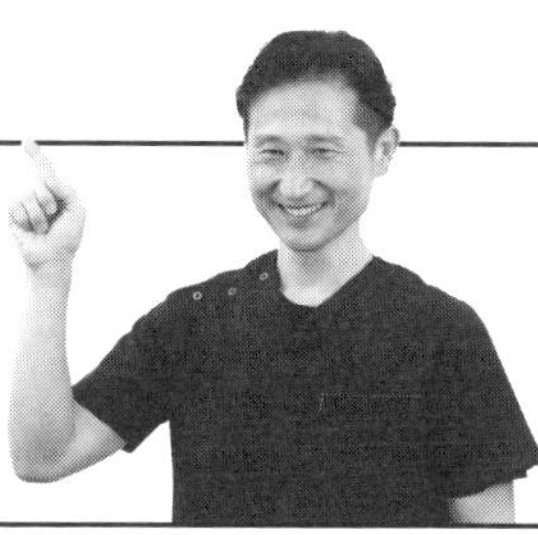

▶動画で確認

【筋膜のセルフケア②】

筋膜はがし

54ページの「③-2 脂肪層をつかむ」チェックで改善した人に効果的です。

30秒

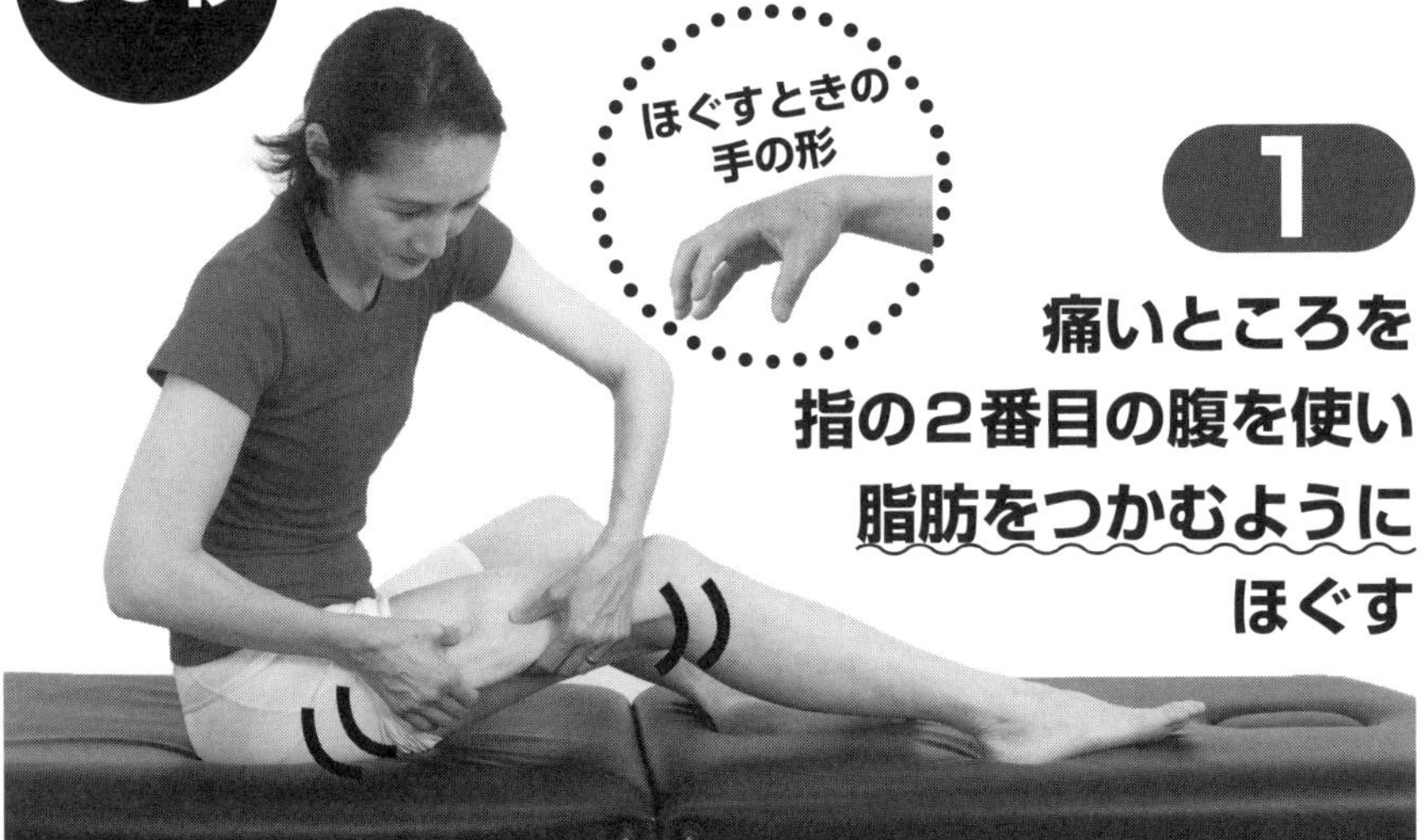

1

**痛いところを
指の2番目の腹を使い
脂肪をつかむように
ほぐす**

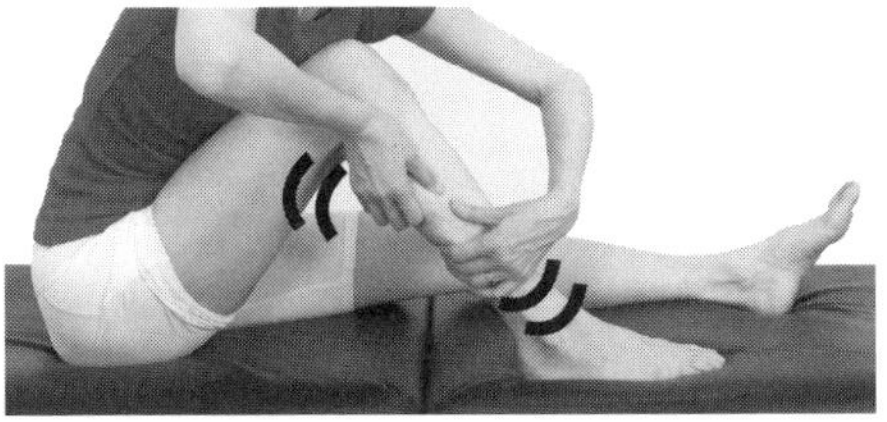

**痛みがあれば
ふくらはぎまで満遍なく**

**1日
3セット
痛みが
あるときも**

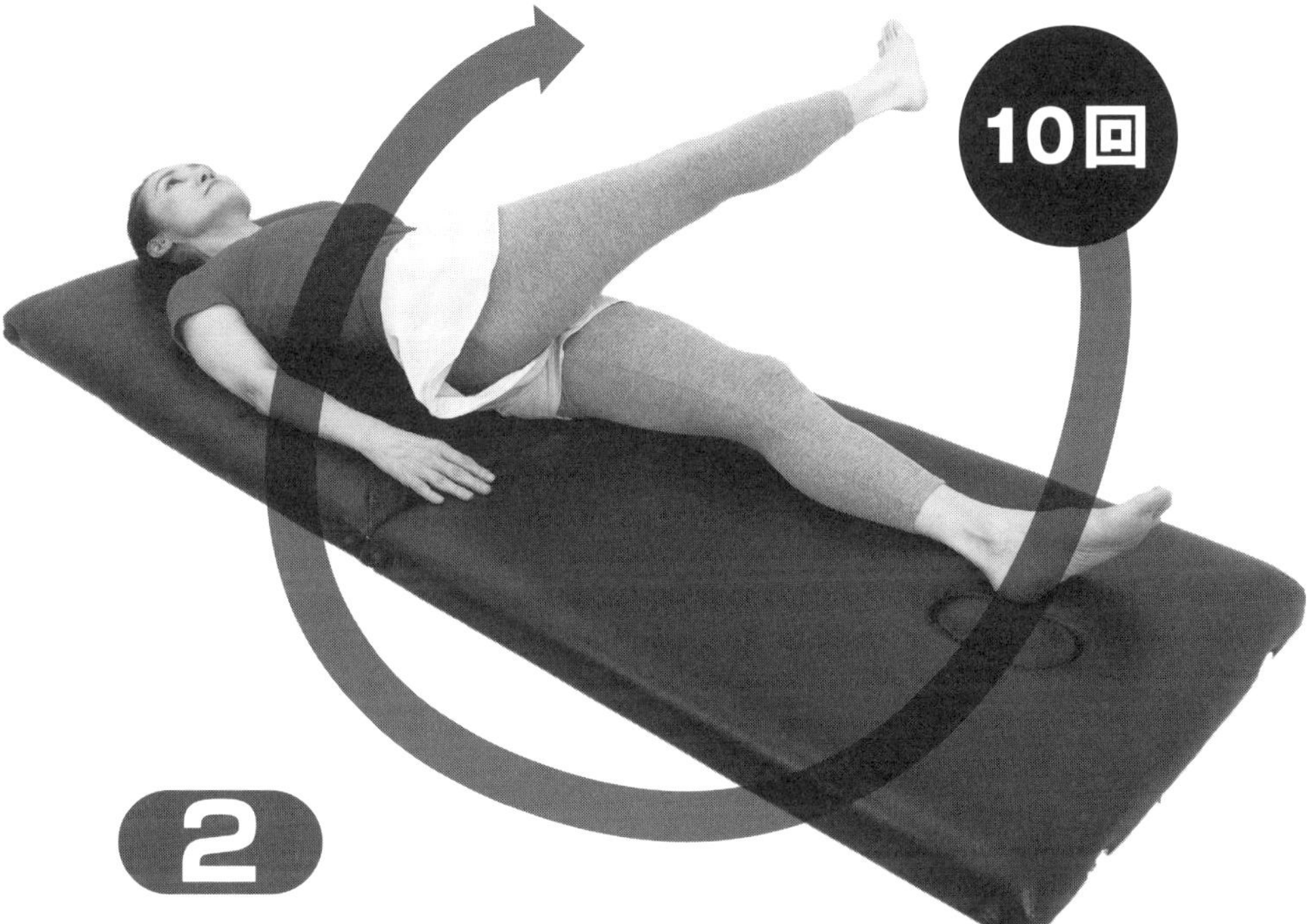

2
ほぐしたあとに
仰向けになって足を回す

ほぐすときは
「つまむ」のではなく、
脂肪を「つかむ」イメージで
行うのがポイントです。

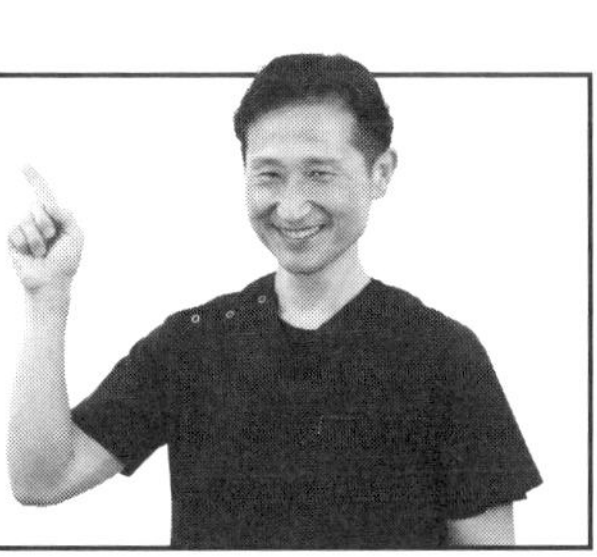

▶動画で確認

【筋膜のセルフケア③】

乾布摩擦

54ページの「③-2 脂肪層をつかむ」チェックで改善した人に効果的です。

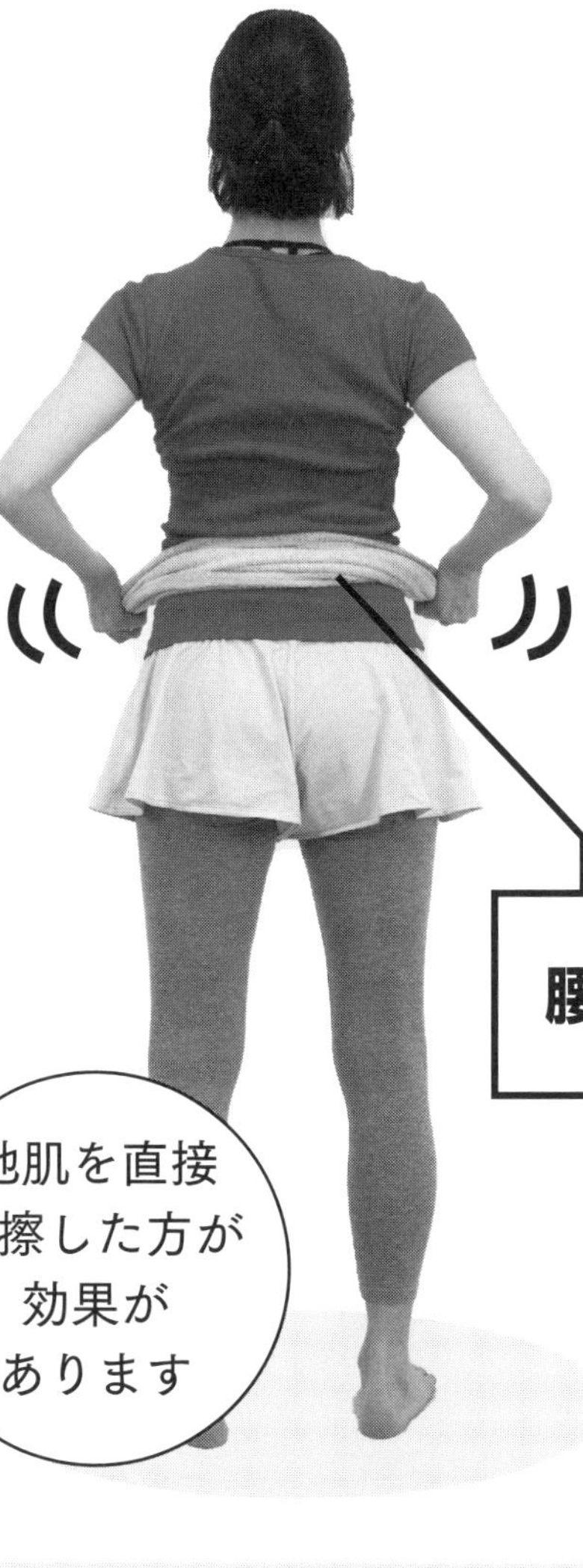

1

痛みのある部位をタオルで摩擦する

各30秒

地肌を直接摩擦した方が効果があります

1日3セット
痛みがあるときも

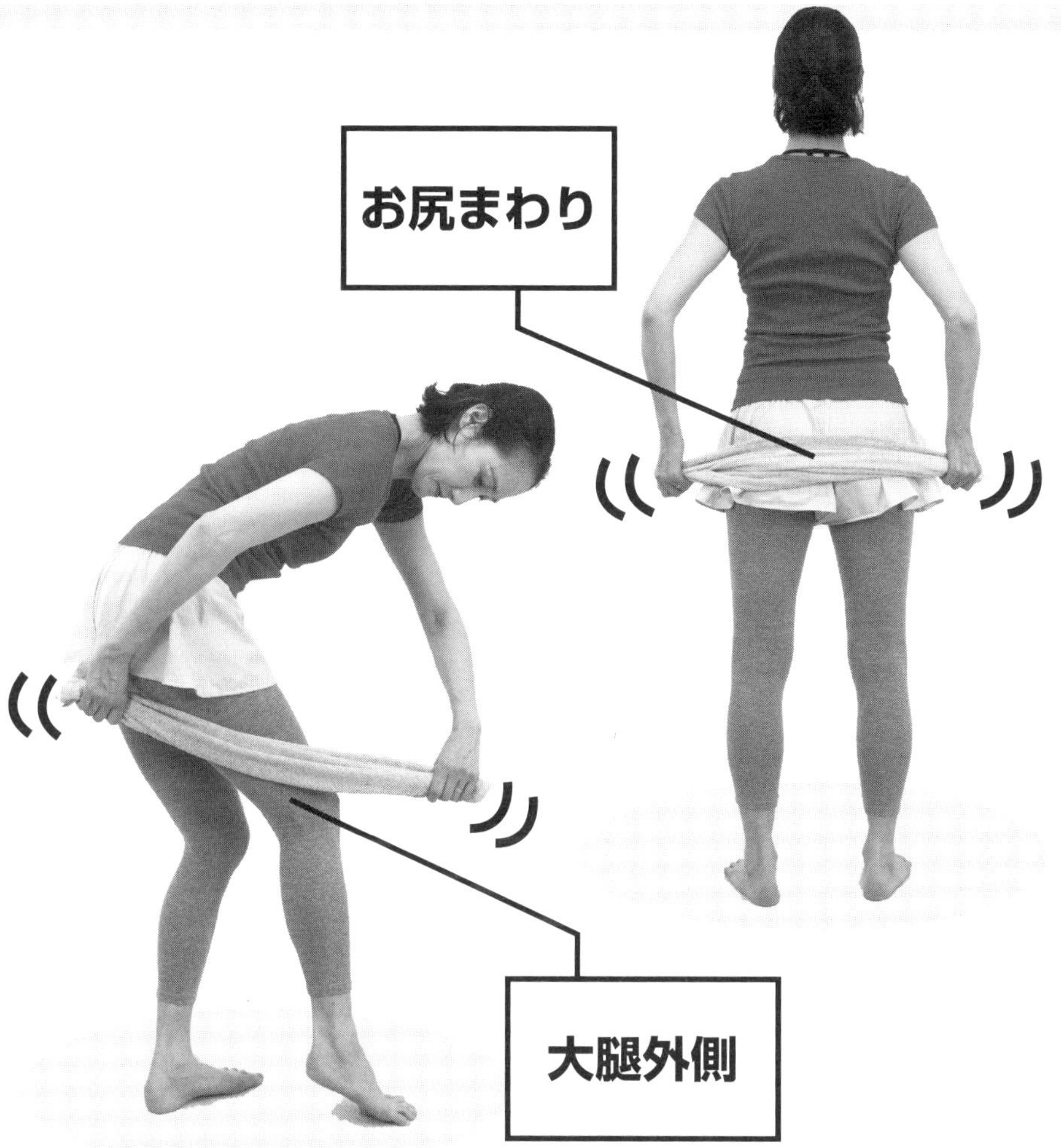

**筋膜の滑りが良くなり、
想像以上の効果が表れる
こともあります**

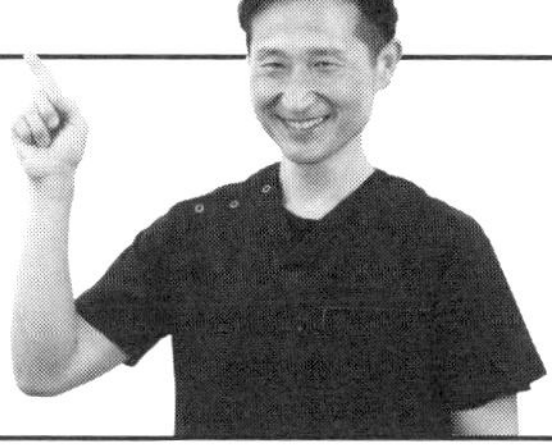

①～③で改善しない場合
背骨全体のセルフケア

第2章のセルフチェックでどれにも当てはまらなかった、または痛みが消失したり軽減しなかったという方は、痛みや痺れの原因が本当に脊柱管狭窄症にあるかもしれません。

ですが、諦めるのはもう少しお待ちください。というのは、**これから紹介するセルフケアで改善する人もいる**からです。40ページの「次の症状があれば要注意！」に当てはまっていない方は、これから紹介するストレッチを試してみてください。

脊柱管の狭窄が原因で痛みがある場合、多くの方の腰は「反って縮んでいる」状態で固まっていると考えられます。つまり、それと反対方向に、背骨を丸めて柔らかくして、脊柱管を広げることができれば症状は改善することがあります。すぐに手術を考えず、一度本書のセルフケアを続けてみてください。

セルフケアの目的

①背骨を丸めて柔らかくする

反って縮んだ状態で固まっている腰を、反対方向に動かして柔軟な動きを取り戻します。

②神経の出口を広げる

脊柱管が狭い人は、背骨にある神経の出口も狭くなっています。その出口を広げてあげます。

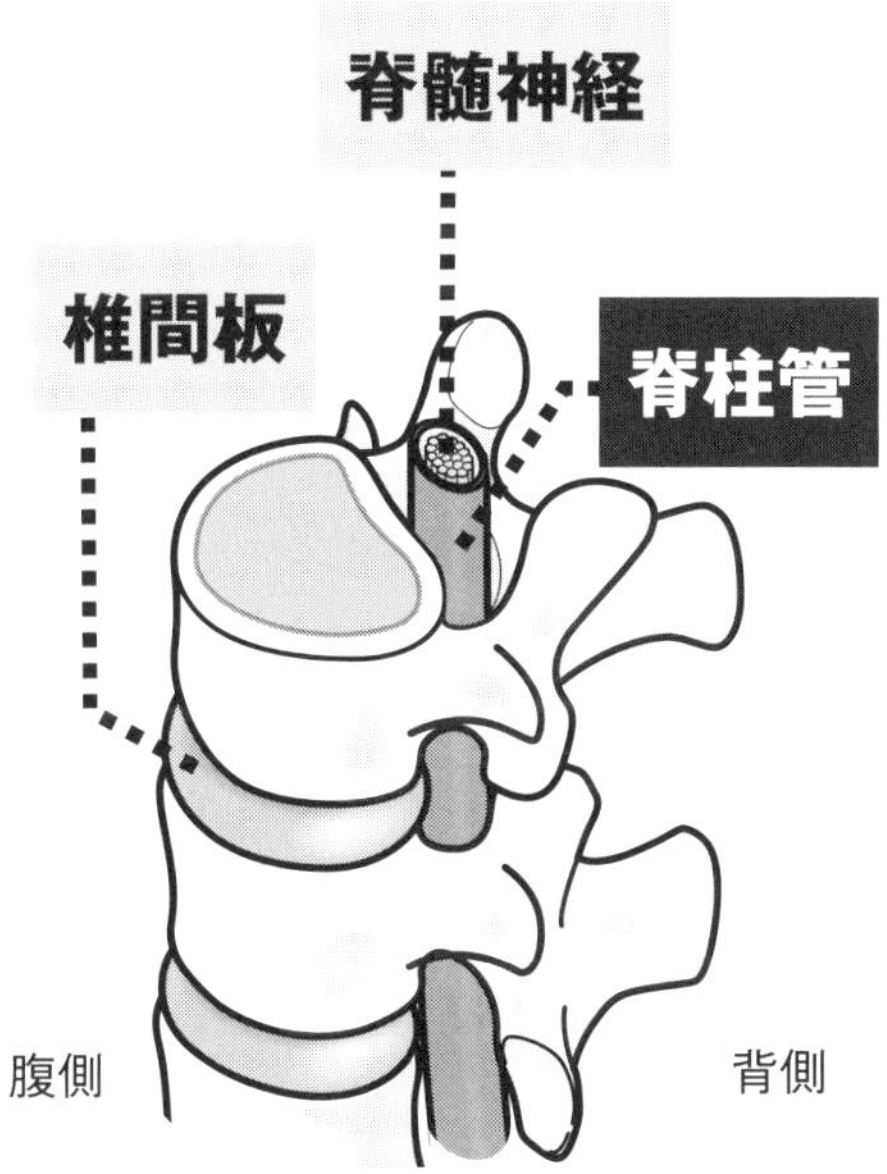

▶動画で確認

【背骨全体のセルフケア①】

四つ這い

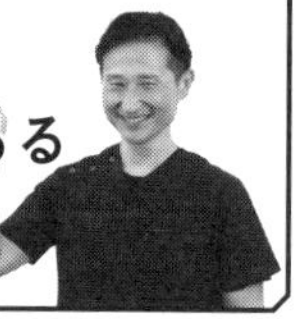

脊柱管の狭窄が
原因の可能性がある
人に効果的です！

最初の姿勢

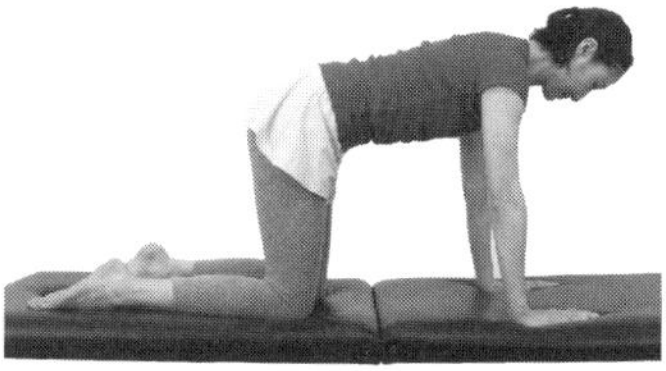

1

**四つ這いになり、
下腹をぐっと上にあげて
お腹に力を入れる**

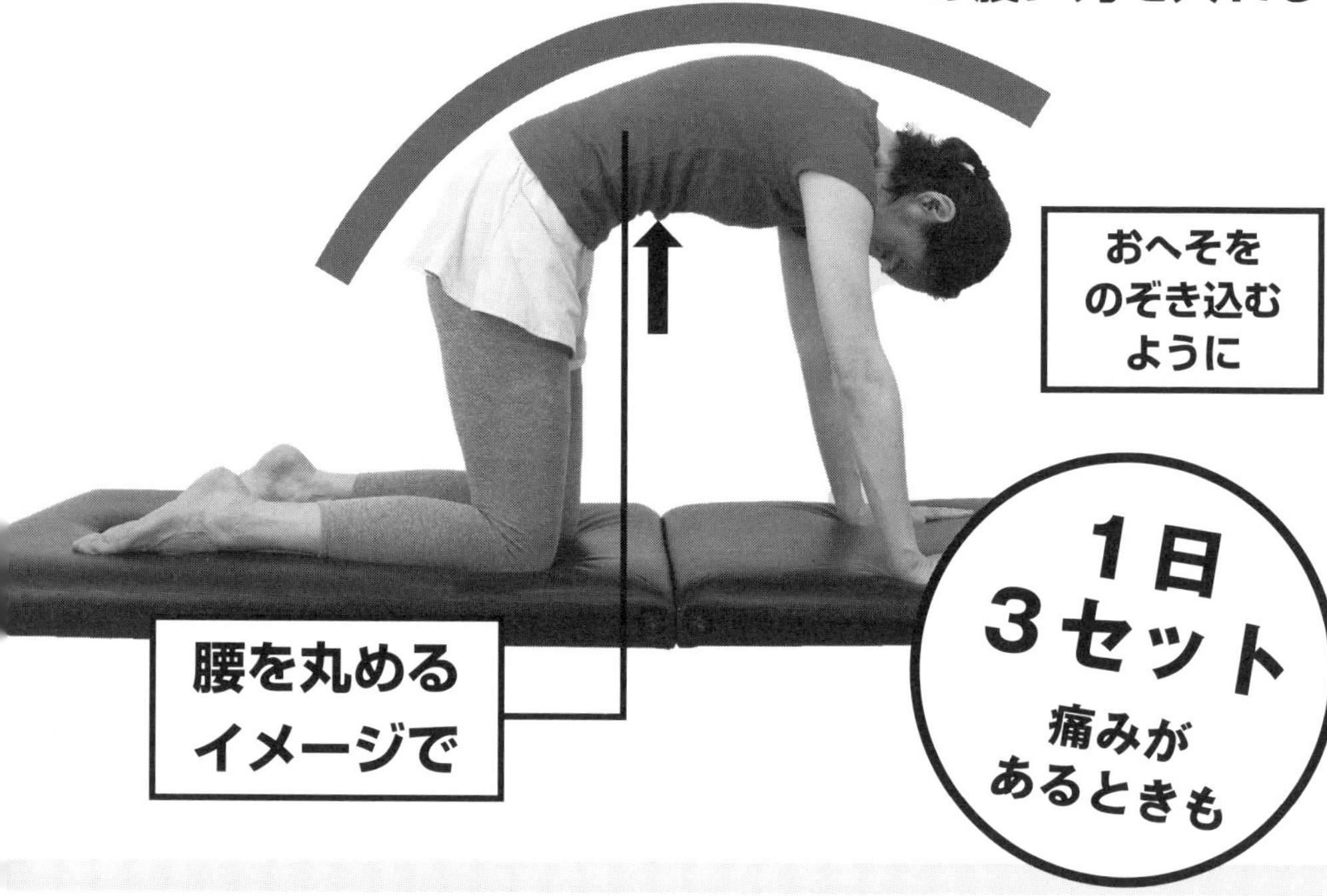
おへそを
のぞき込む
ように
腰を丸める
イメージで
1日
3セット
痛みが
あるときも

2

**お腹に力を入れたまま
お尻を後ろに下げる
一連の動きを10回
繰り返す**

10回

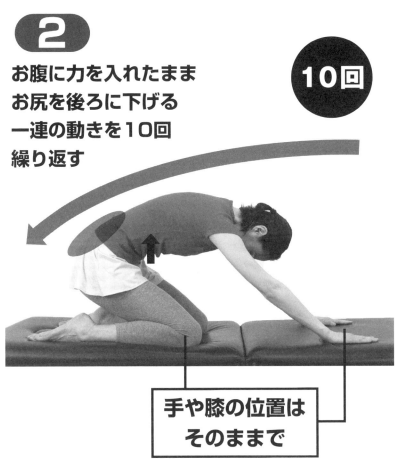

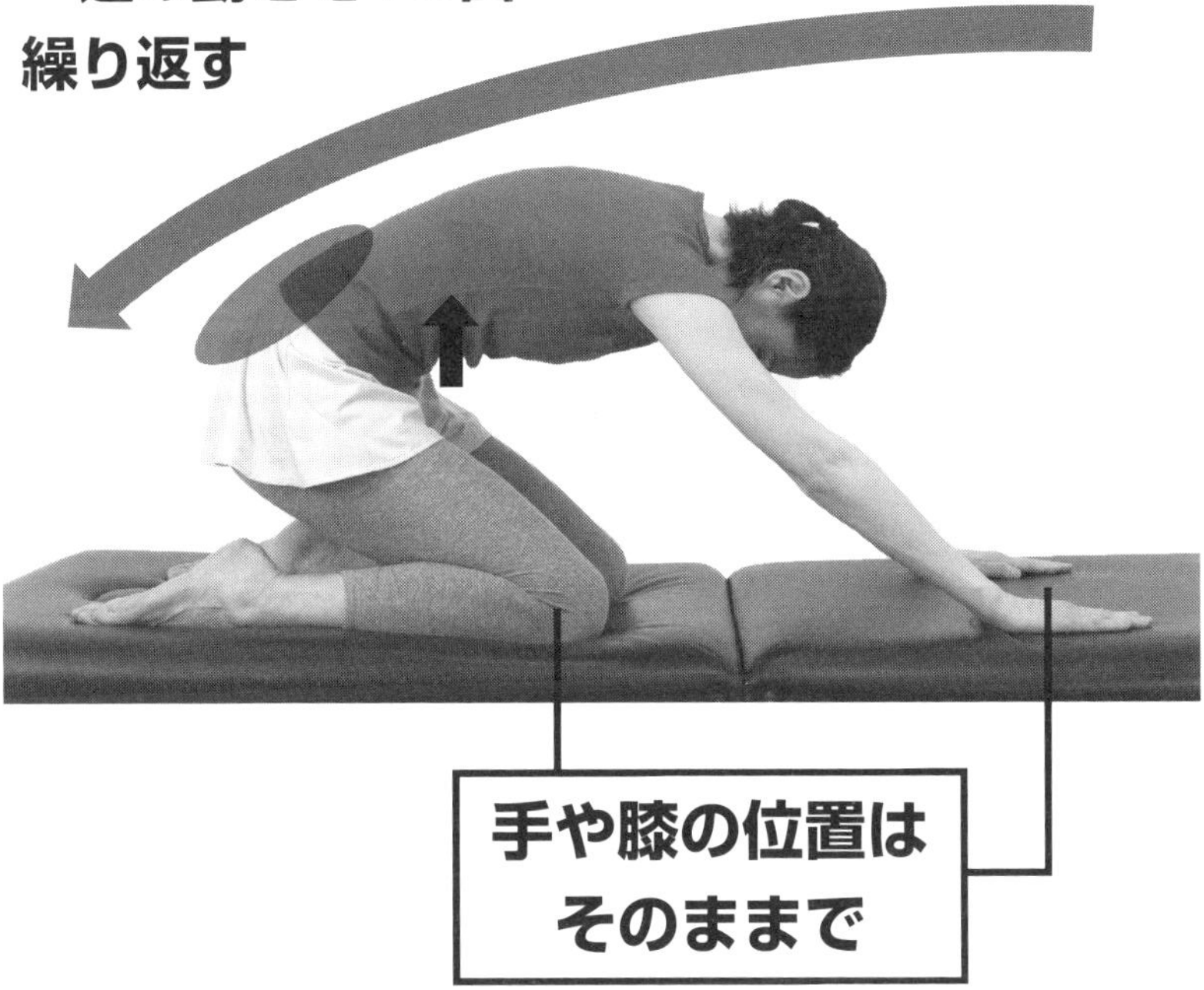

**お尻を下げるときに
息をゆっくり吐き出します**

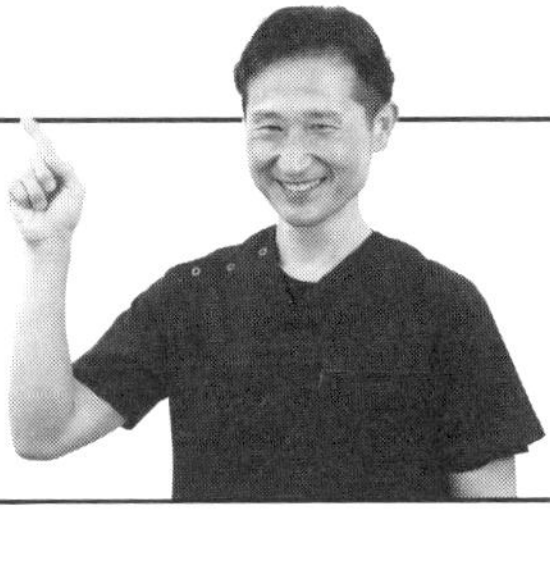

▶動画で確認

【背骨全体のセルフケア②】

お尻揺らしストレッチ

脊柱管の狭窄が
原因の可能性がある
人に効果的です！

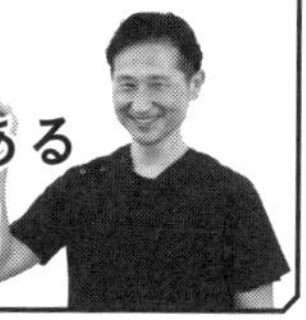

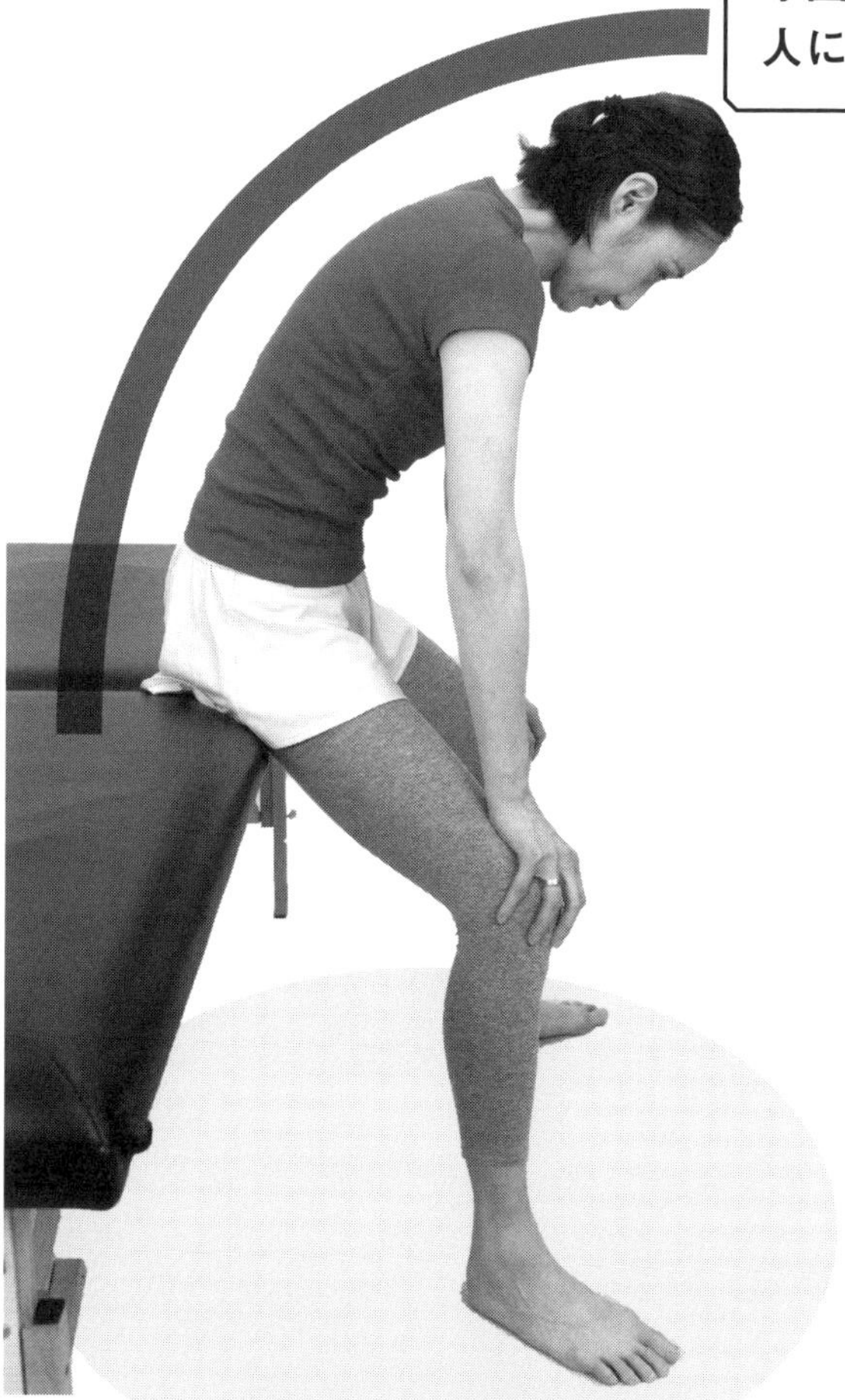

1

**椅子などに
浅く腰掛けて
手を膝に置き
腰を丸める**

**1日
3セット
痛みが
あるときも**

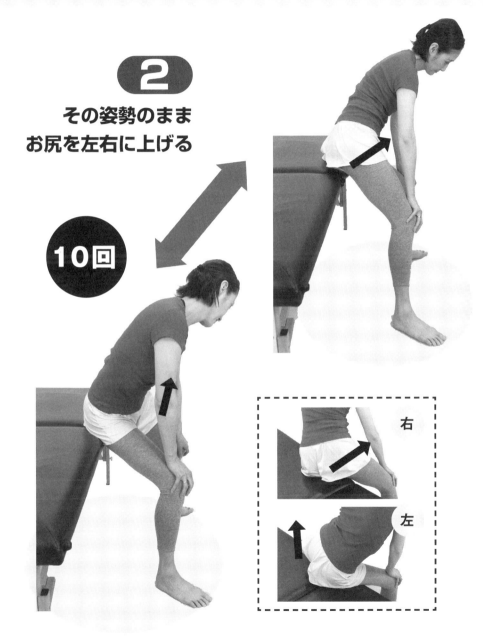

2

その姿勢のまま お尻を左右に上げる

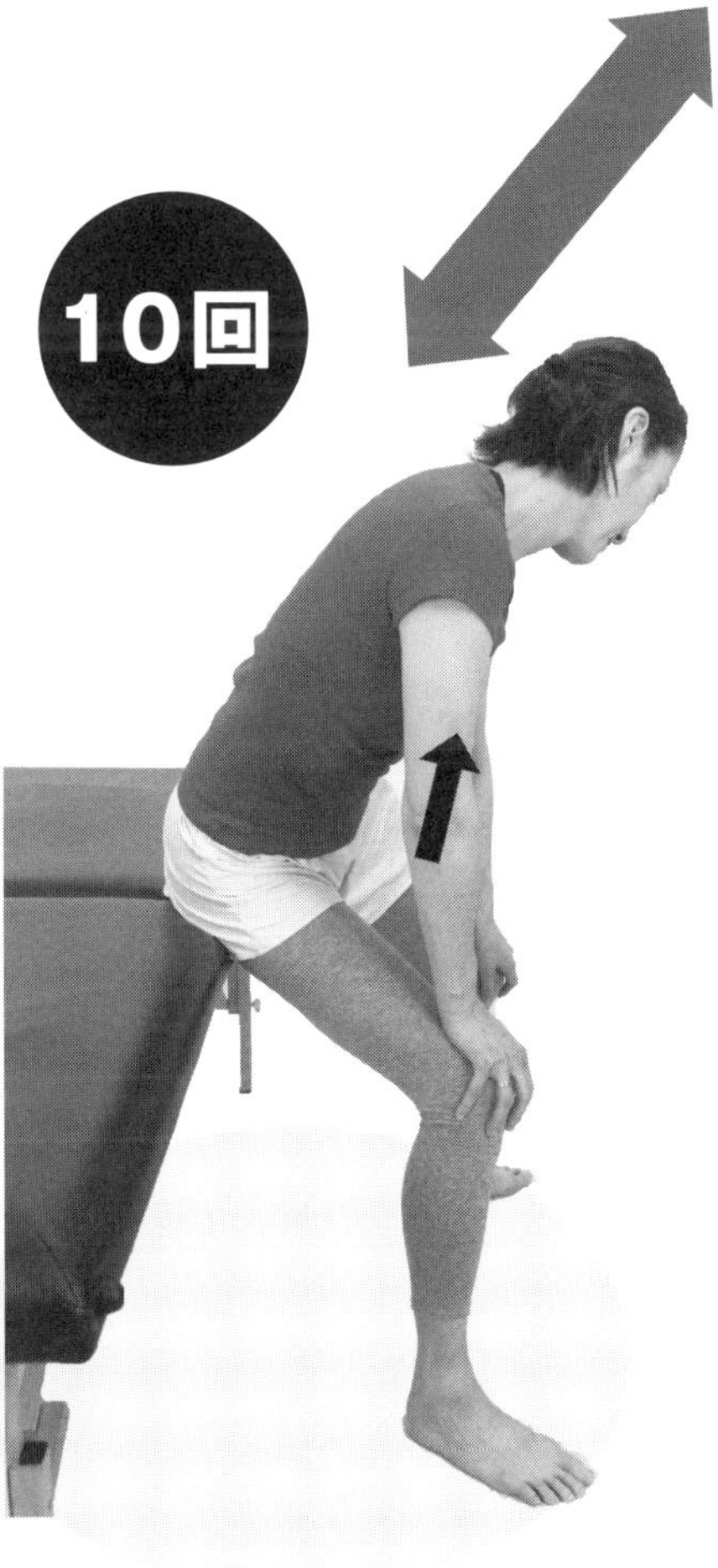

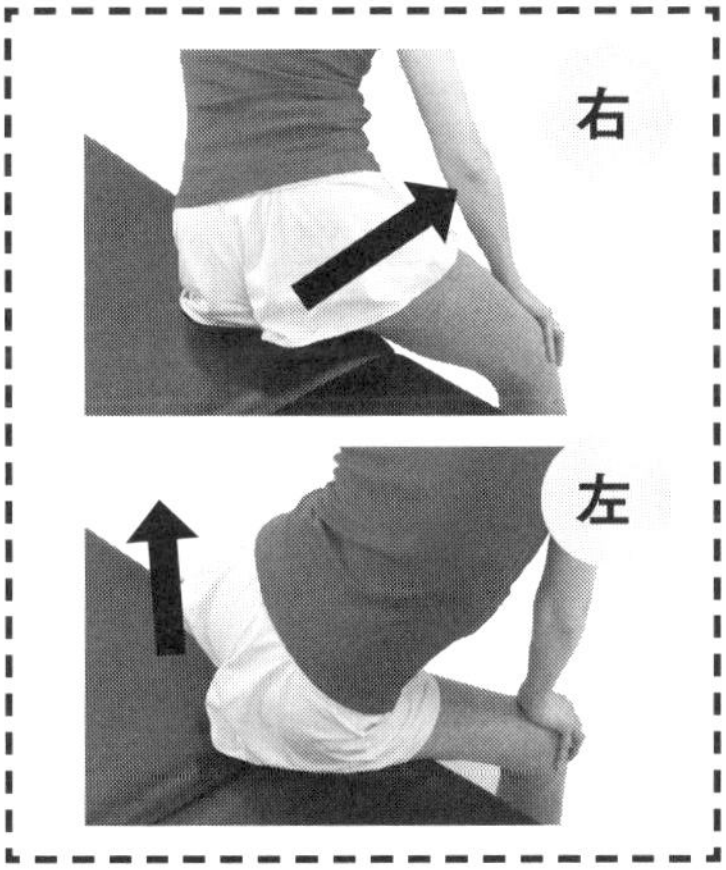

▶動画で確認

【背骨全体のセルフケア③】

丸まり体操

脊柱管の狭窄が
原因の可能性がある
人に効果的です！

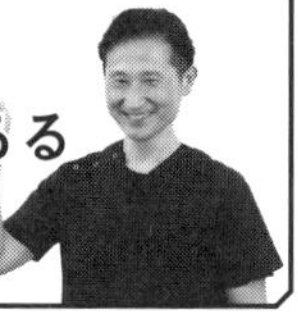

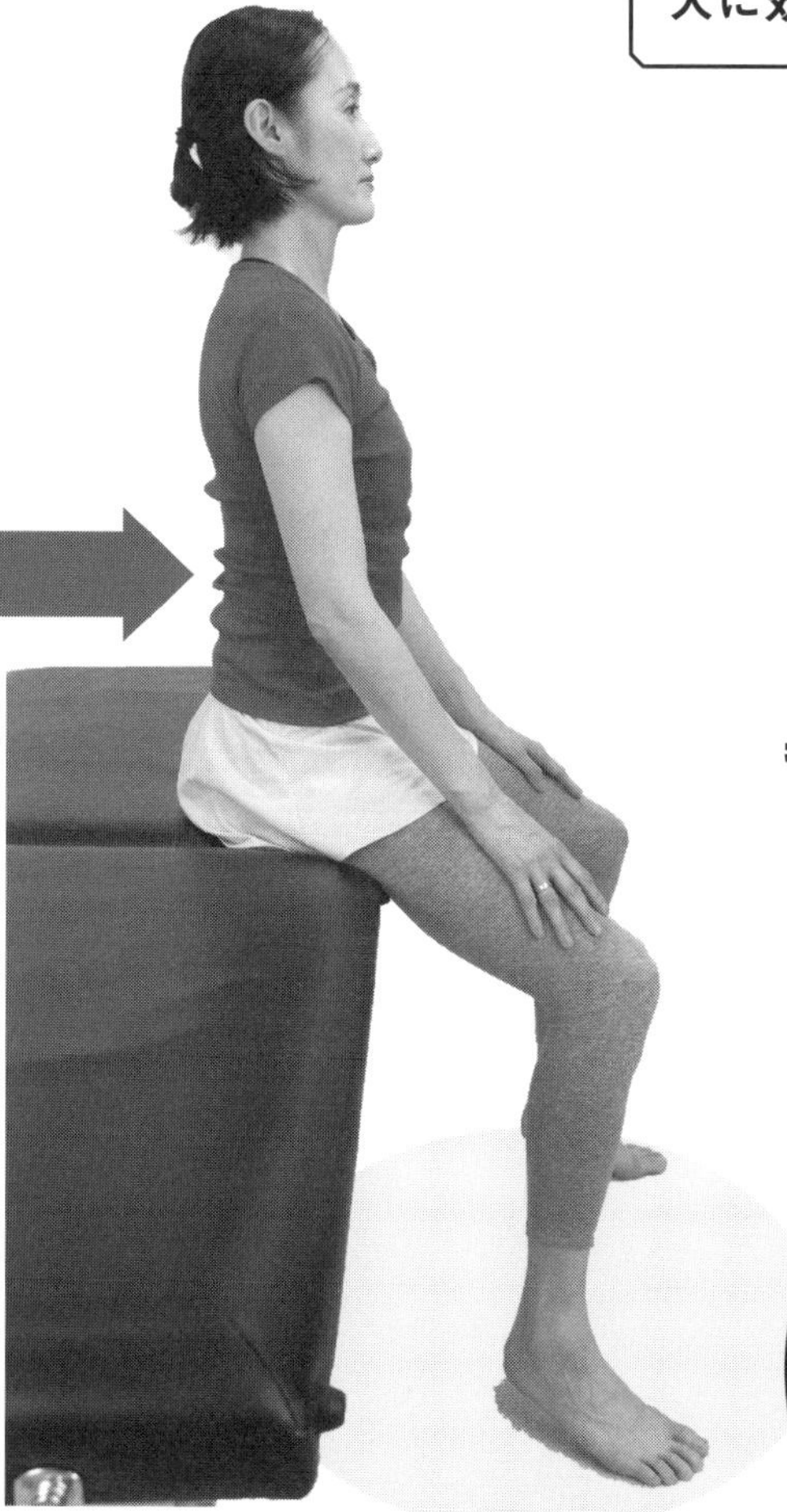

1

足を肩幅より
やや広く開き
背筋を伸ばして
座る

1日
3セット
痛みが
あるときも

3秒キープ

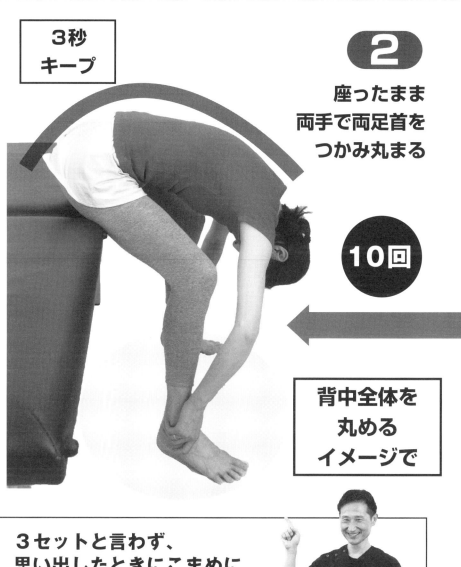

2

座ったまま両手で両足首をつかみ丸まる

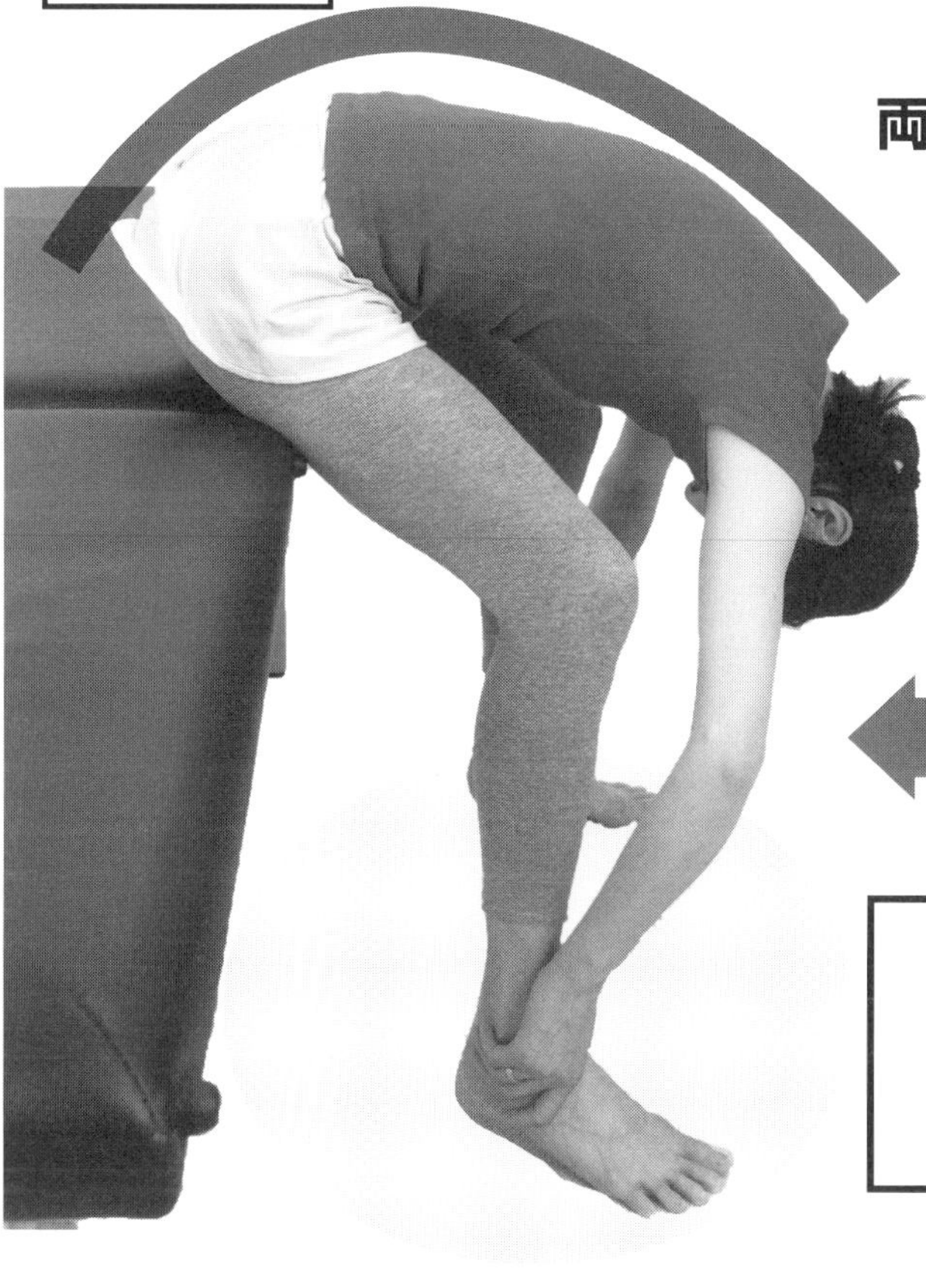

10回

背中全体を丸めるイメージで

３セットと言わず、思い出したときにこまめに行うとさらに効果的です！

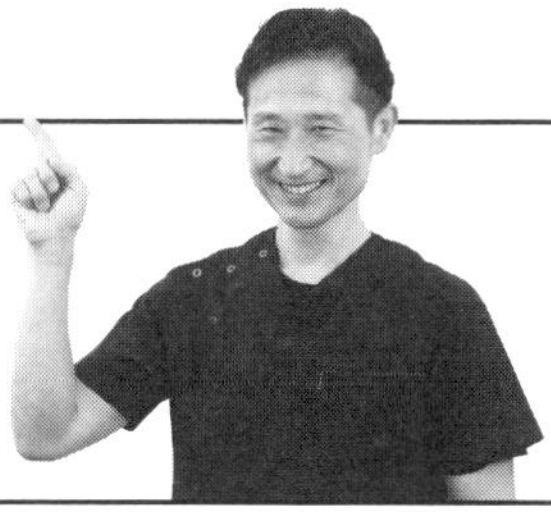

▶動画で確認

【背骨全体のセルフケア④】

しゃがみ腰伸ばし

脊柱管の狭窄が
原因の可能性がある
人に効果的です！

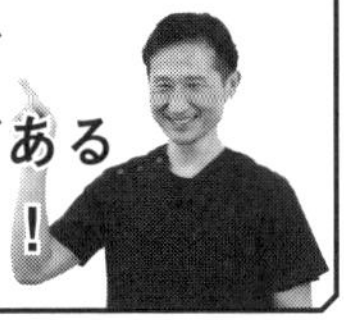

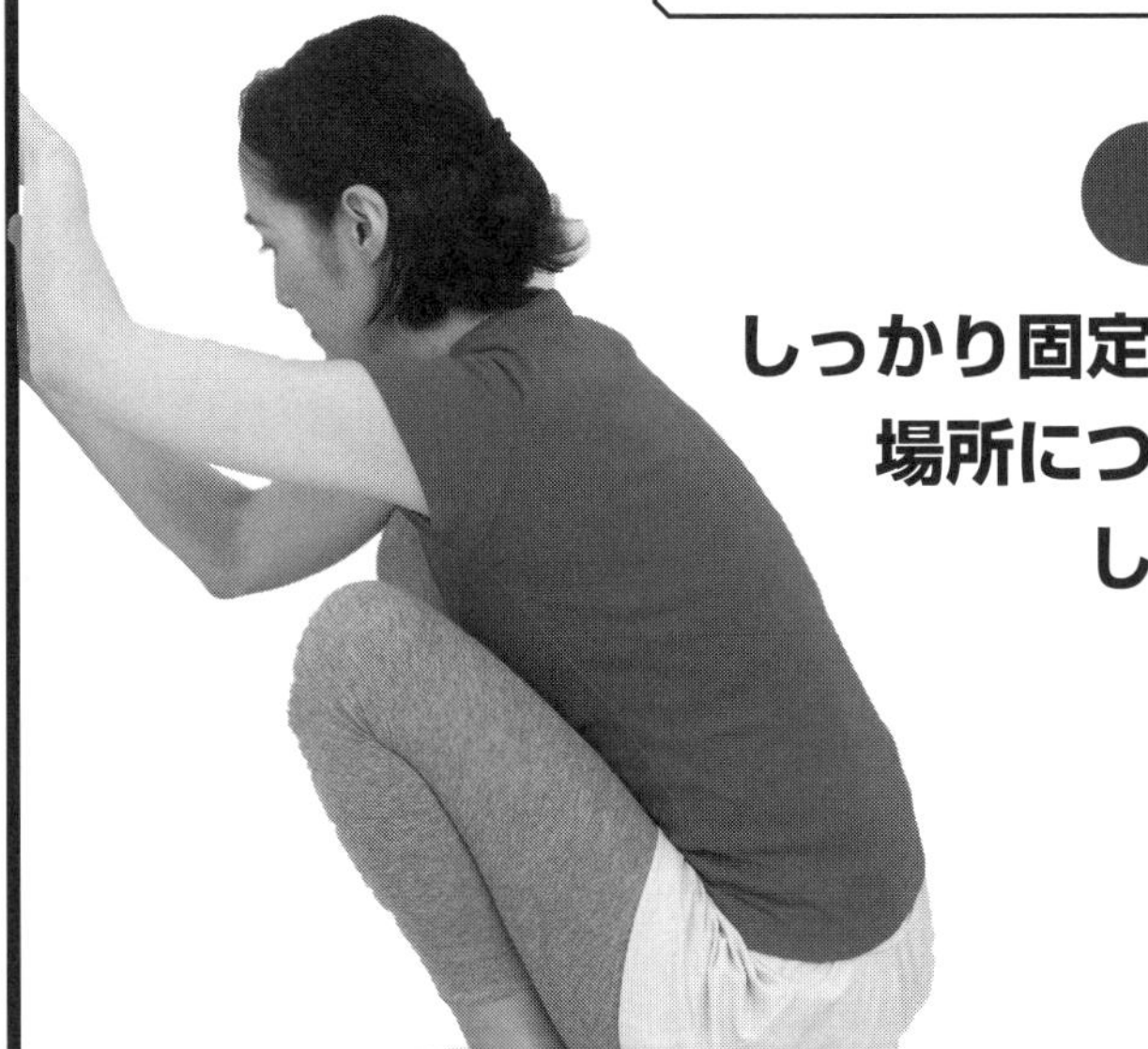

1

**しっかり固定された
場所につかまり
しゃがむ**

**柱など、
必ず倒れないものに
つかまってください！**

**1日
3セット**
痛みが
あるときも

2
**つかまったまま
お尻～腰の部分を
伸ばす**

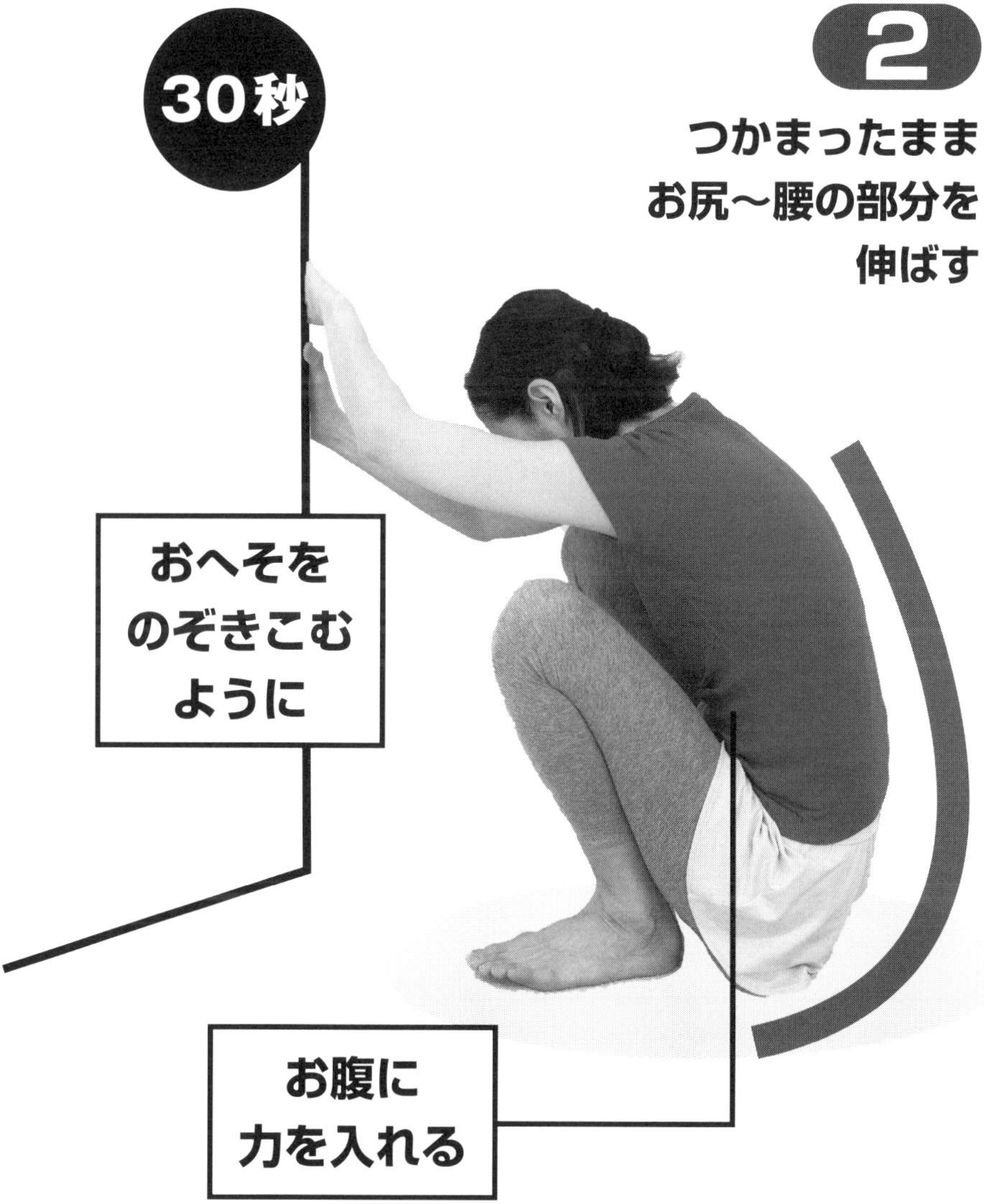
30秒
おへそを
のぞきこむ
ように
お腹に
力を入れる

症例 3

痛みの改善だけでなく姿勢も良くなりました！

３年くらい前から、長時間歩いたり立ち上がったりするときに左のお尻から太ももの外側にかけて痛みと痺れを感じるようになりました。

近所の病院では脊柱管狭窄症と診断され、「ひどくなるようなら手術も考えないといけませんね」と言われました。処方された痛み止めの薬を飲み、湿布を貼り続けましたが、改善するどころか痛みと痺れの頻度と強度は徐々に増していきました。日々の生活や仕事にも支障が出るようになり、知人に、「やっぱり手術するしかないかと思ってるんだけど……」と相談したところ、「手術は早まらないほうがいい」と園部先生を紹介されました。

先生のところで検査を受けて施術していただいたところ、驚くことに症状はすぐに軽くなったのです。腰椎が後方と左に丸まった姿勢になっていることを指摘され、そこをまっすぐに保つことを意識して歩いてみると、とてもラクに歩けました。指導していただいたエクササイズを続けることで、歩くときや立っているときの姿勢もよくなり、家族や友人から「若々しくなった」と言われるようになったのもうれしいかぎりです。（60 代女性　H・W さん）

第4章
予防のためのデイリーケア

01

日々のケアで痛み・痺れのない体を作る

すべての生き物は、年を重ねるに従い運動能力が落ちます。人間の場合は40歳を過ぎると、毎年1％ずつ筋肉量が低下するということもさまざまな研究結果からわかっています。

しかし、これは「何もしなければ」という場合です。反対に言えば、**エクササイズなどを行うことで柔軟性も筋力も保つことができるのです。**

エクササイズといっても、スポーツジムに通ったり水泳に通ったりという特別なことが必要なわけではありません。日常の中で誰でもできる簡単なエクササイズを行うだけで、運動能力の低下を防ぐことができるのです。

「運動能力の低下」は、「柔軟性や筋力、バランス能力の衰え」と言い換えることができます。その状態を象徴するのが「体が硬くなる」です。ひざ関節が硬くて曲がらない、足が大きく上がらない、背中や腰が曲がったまま固まっている……いずれも高齢者の多くに当てはまるでしょう。

なぜ体が硬くなるのかというと、筋肉や靱帯《じんたい》、腱、脂肪体といった弾力のある軟部組織に含まれる成分が失われていくからです。コラーゲンやエラスチンなどのたんぱく質が減少して弾力がなくなり硬い組織に変化してしまいます。それにより、ひざ、腰、背中といった関節は正しい位置を保てず変形してしまい、バランスの悪い体になってしまうのです。

正しく立ち、座り、歩く

体が硬くなったり変形したりすることで、運動効率が非常に悪くなったりどこか圧迫される部位が出てきたりして、痛みが生じやすくなります。**正しい姿勢で立ち、座り、歩くことができれば痛みを感じることはほとんどありません。**

生じた痛みに対して治療をすることも効果的ですが、「痛み・痺れが生じにくい体」を作ることができたら、もっと日々のストレスから解放されると思いませんか？　これから紹介する簡単なエクササイズで、腰や股関節まわりを動かして、痛みが生じにくい体を作ってあげてください。

【デイリーケア①】

腕からの腰そらし

姿勢が
悪くなるのを
予防します。

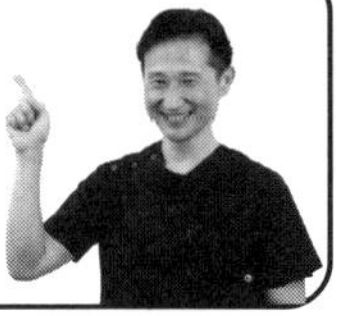

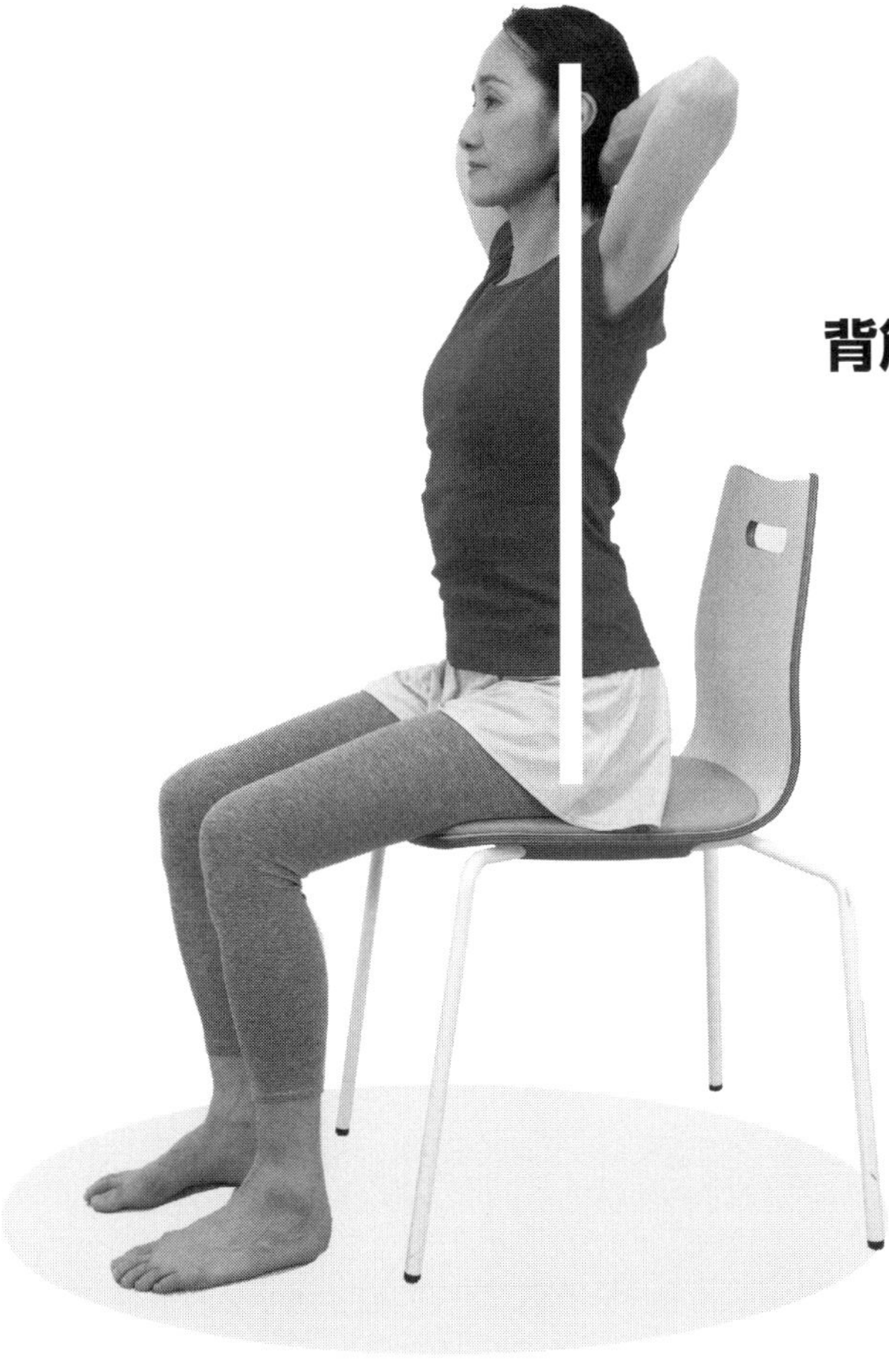

1

背筋を伸ばして座り
頭の後ろで
手を組む

1日
3セット
痛みが
あるときも

2

胸を前に突き出し
組んだ手は後ろに引いて
腰から背中を反らす

30秒

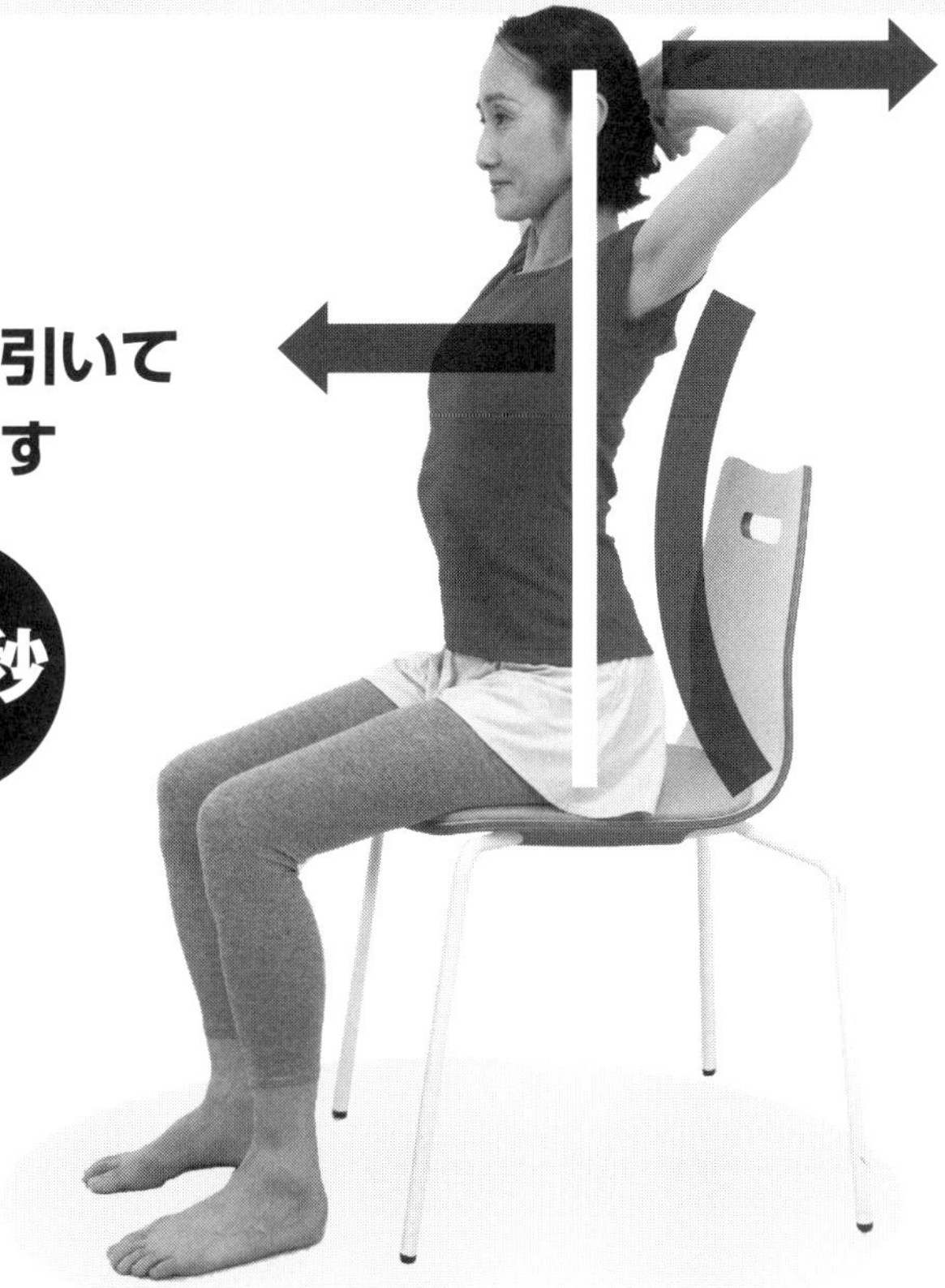

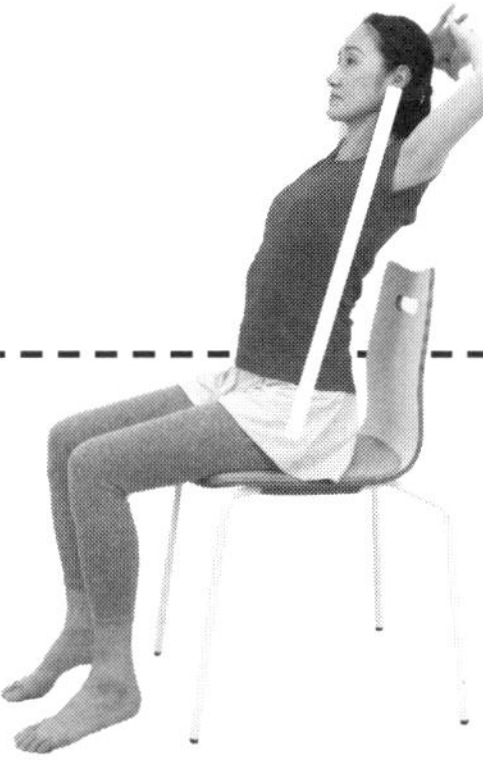

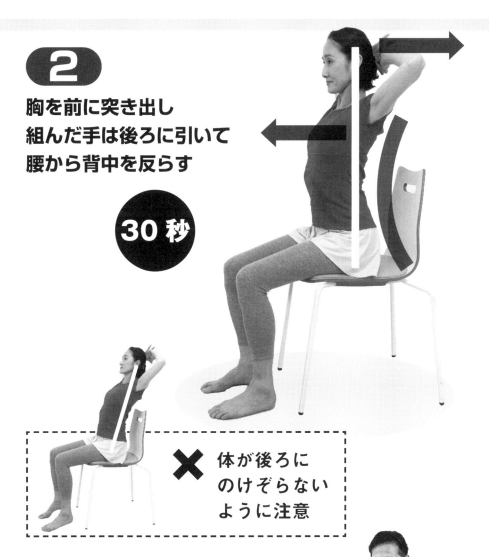

✕ 体が後ろに
のけぞらない
ように注意

どのストレッチにも言えますが
痛みがある場合は、無理に
行わないでください

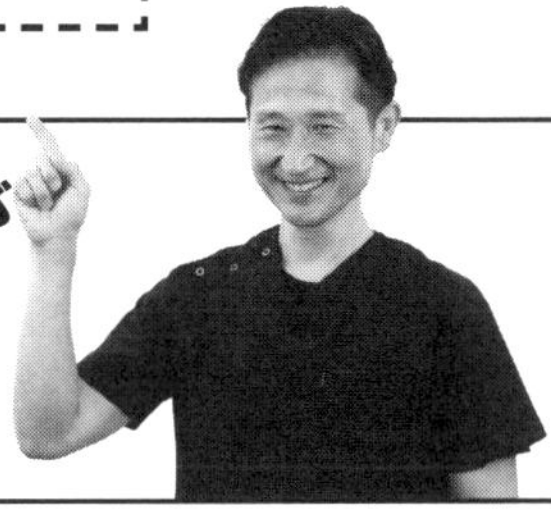

【デイリーケア②】

大殿筋エクササイズ

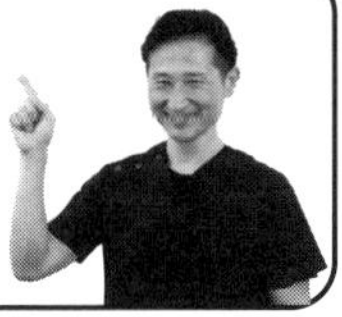

お尻の筋膜が
滑りやすくなる
よう鍛えます。

最初の姿勢

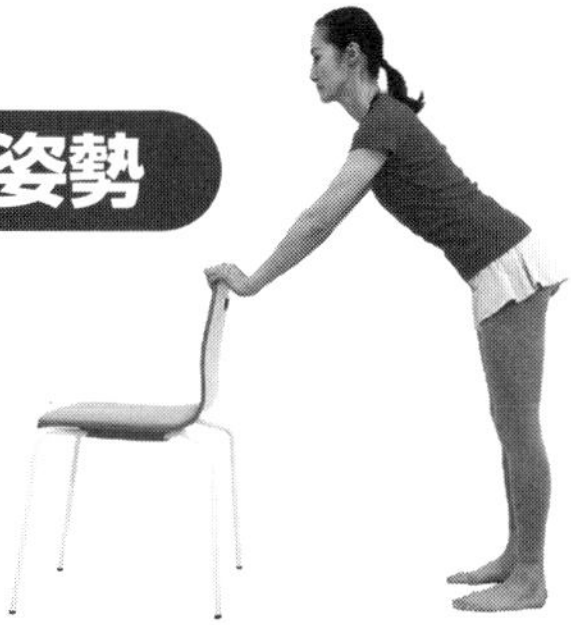

1

**椅子などにつかまり
右足を上げる**

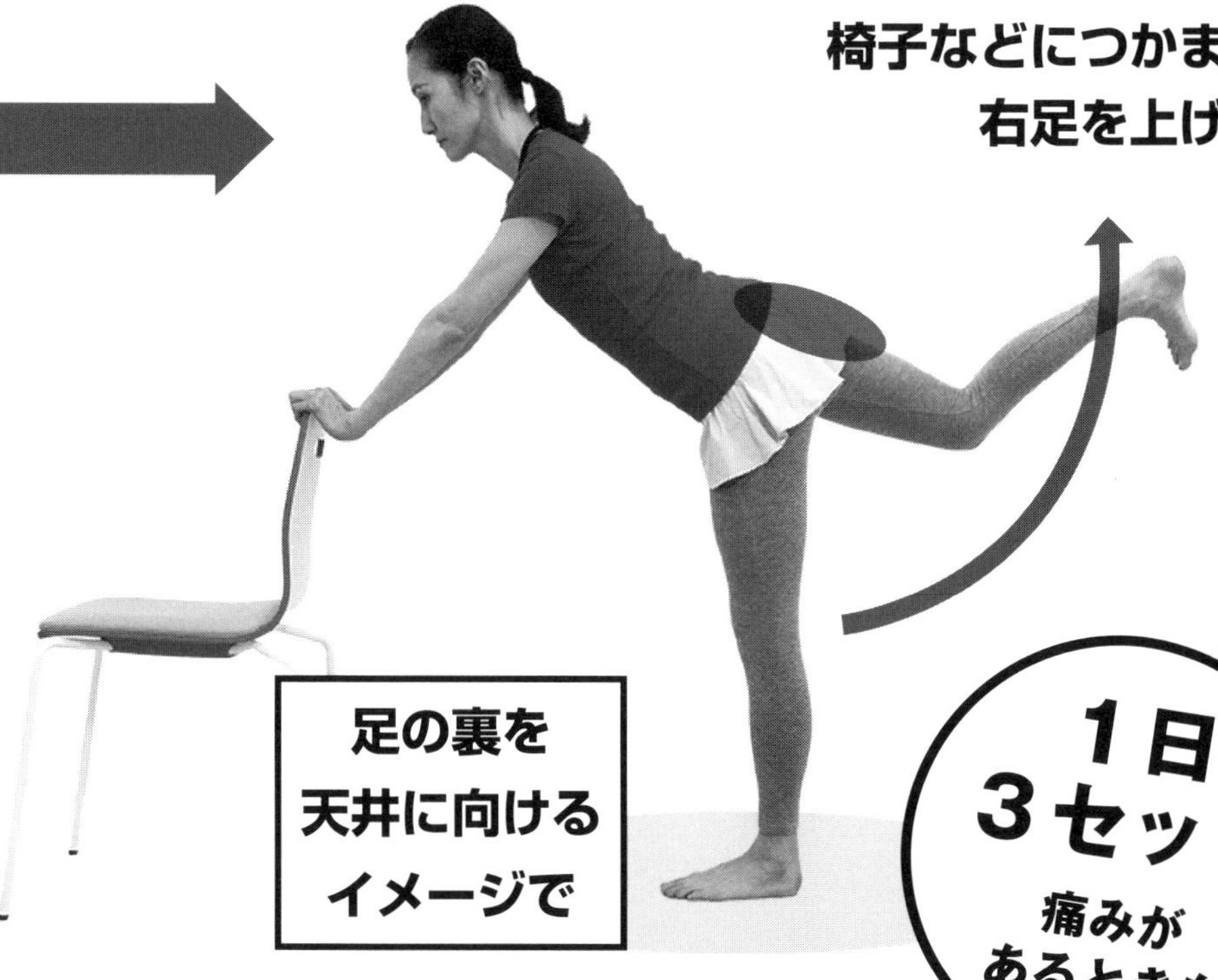

**足の裏を
天井に向ける
イメージで**

**1日
3セット
痛みが
あるときも**

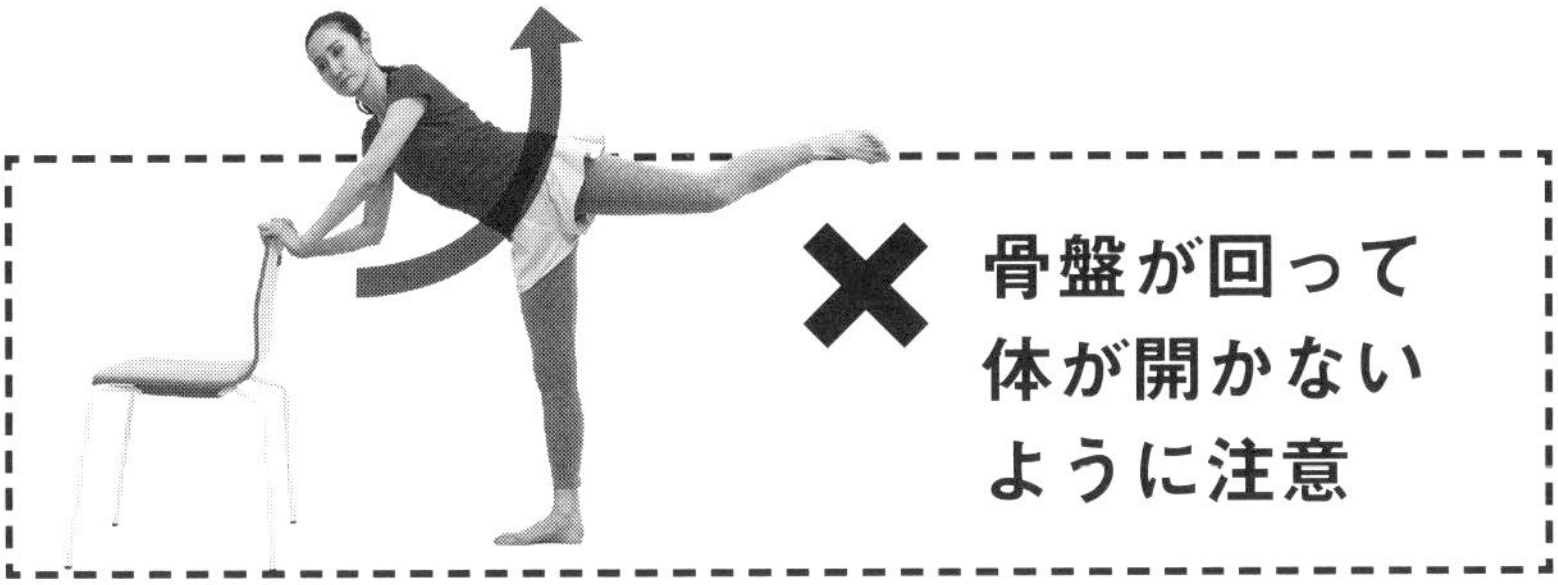
骨盤が回って
体が開かない
ように注意

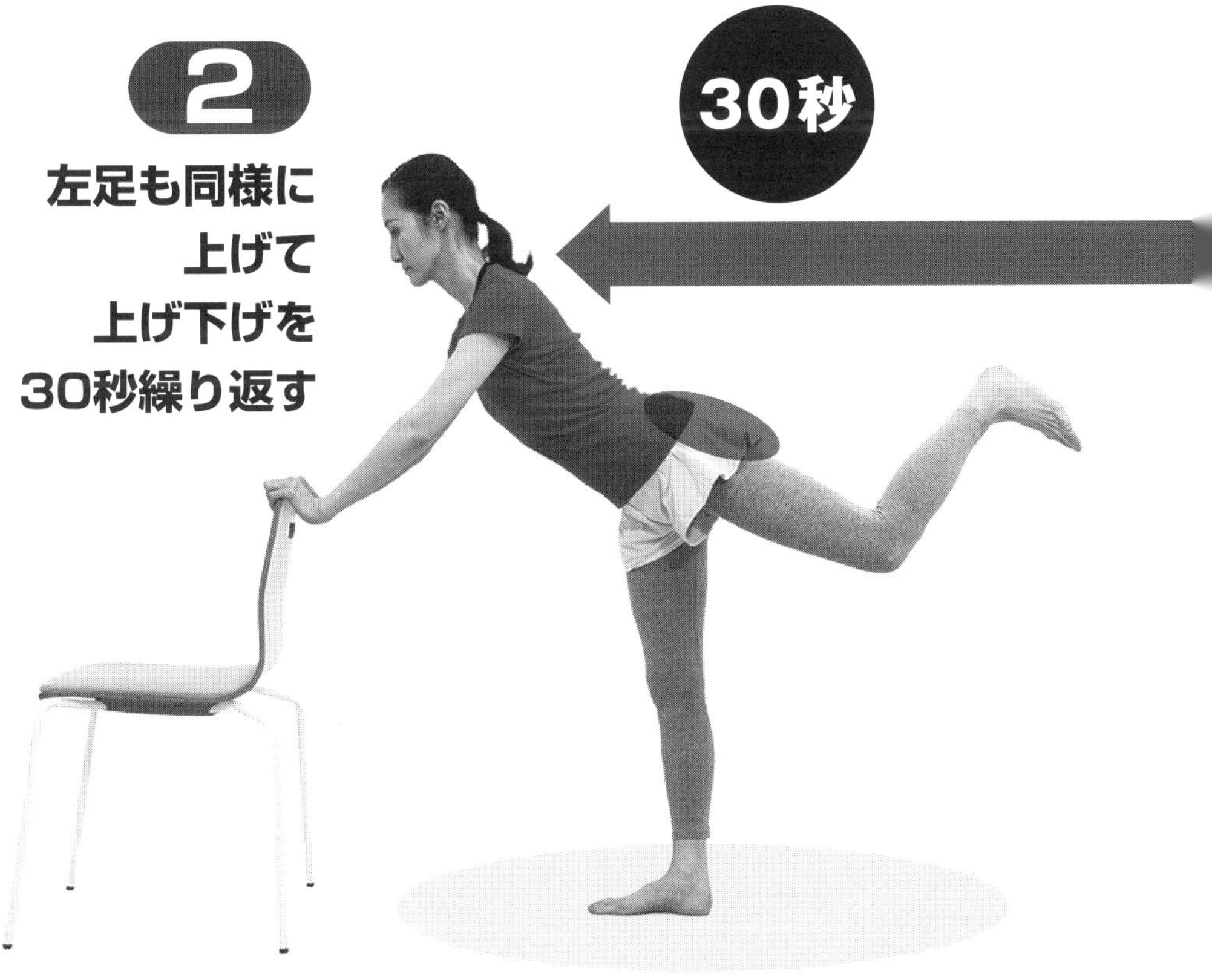
2
左足も同様に
上げて
上げ下げを
30秒繰り返す
30秒

【デイリーケア③】

大腰筋エクササイズ

姿勢が
悪くなるのを
予防します。

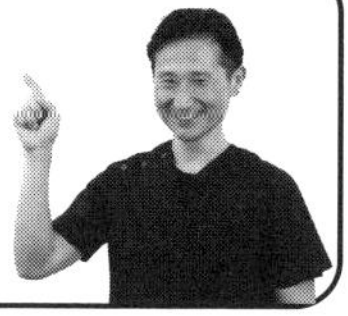

最初の姿勢

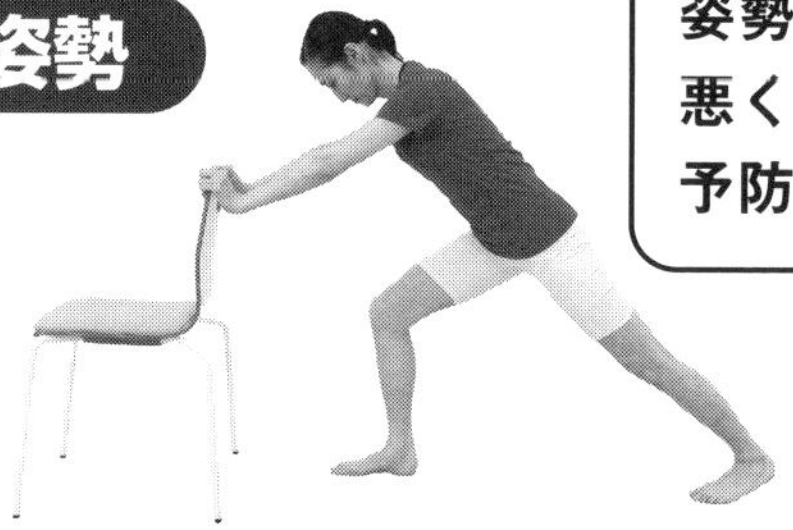

1

椅子などにつかまり
足を前後に開いて
股関節の前面を伸ばす

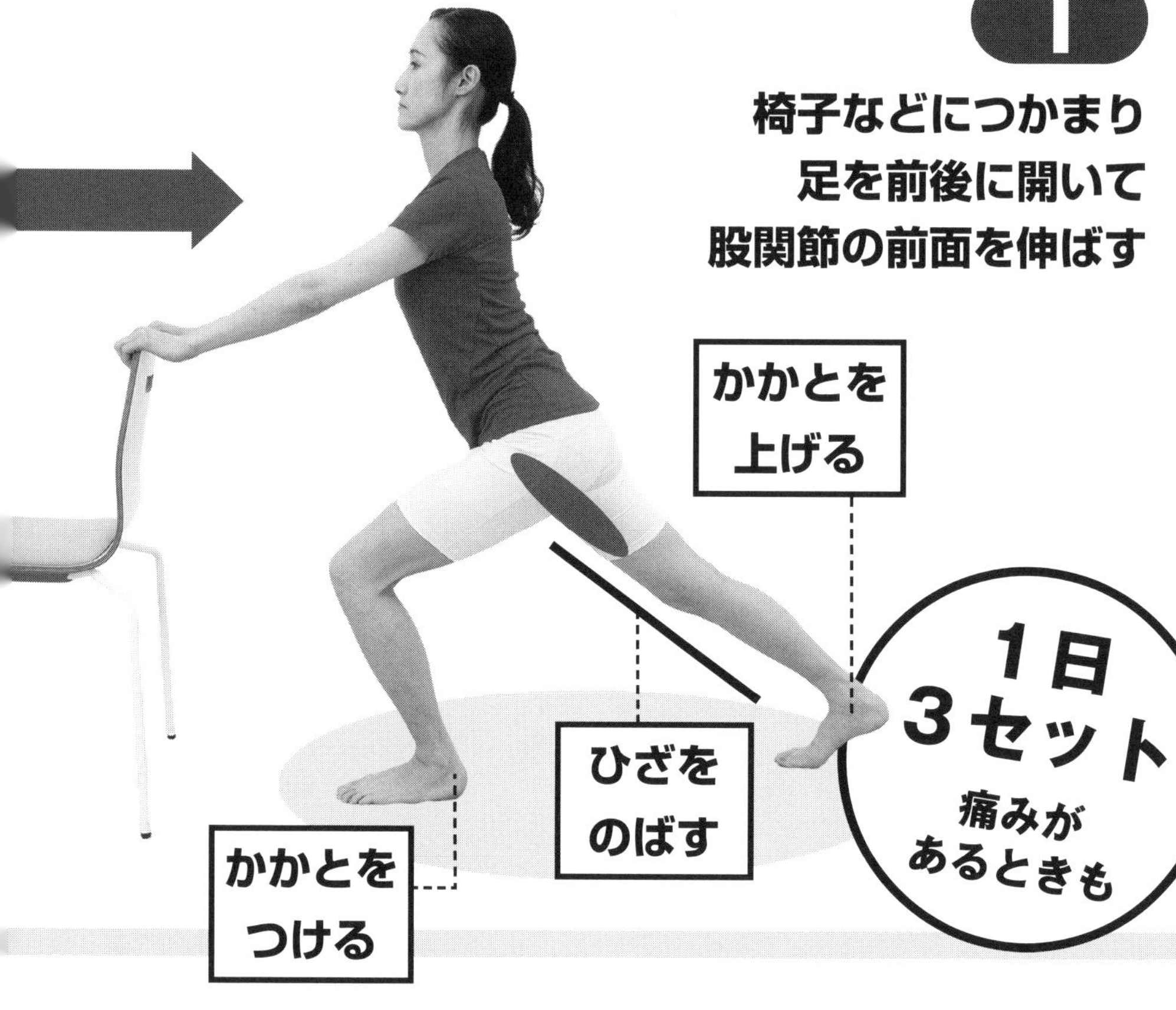
かかとを
上げる
ひざを
のばす
かかとを
つける
1日
3セット
痛みが
あるときも

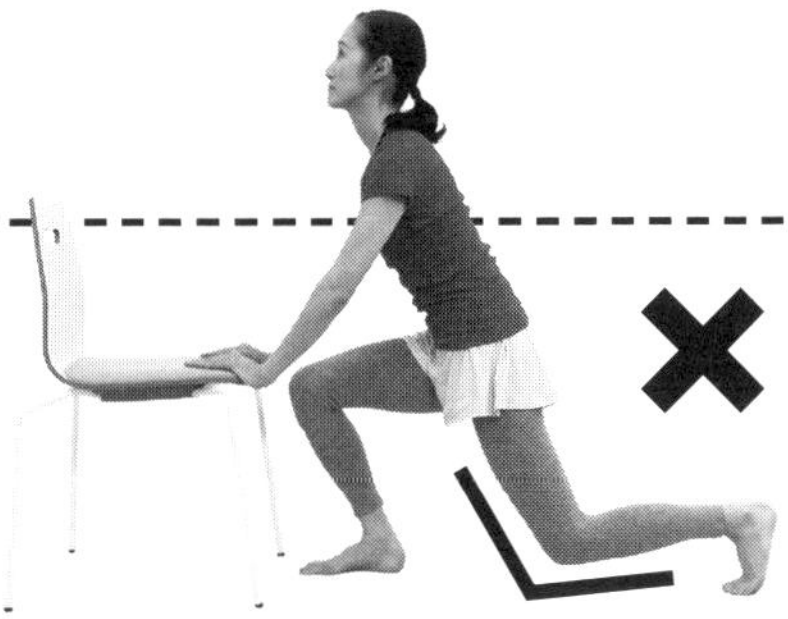

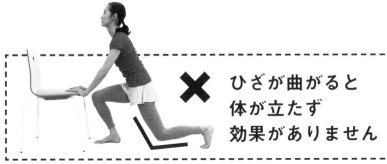

✕ ひざが曲がると
体が立たず
効果がありません

2

**股関節の前面が
伸びるのを感じたら
左右の足を入れ替えて
伸ばす**

30秒

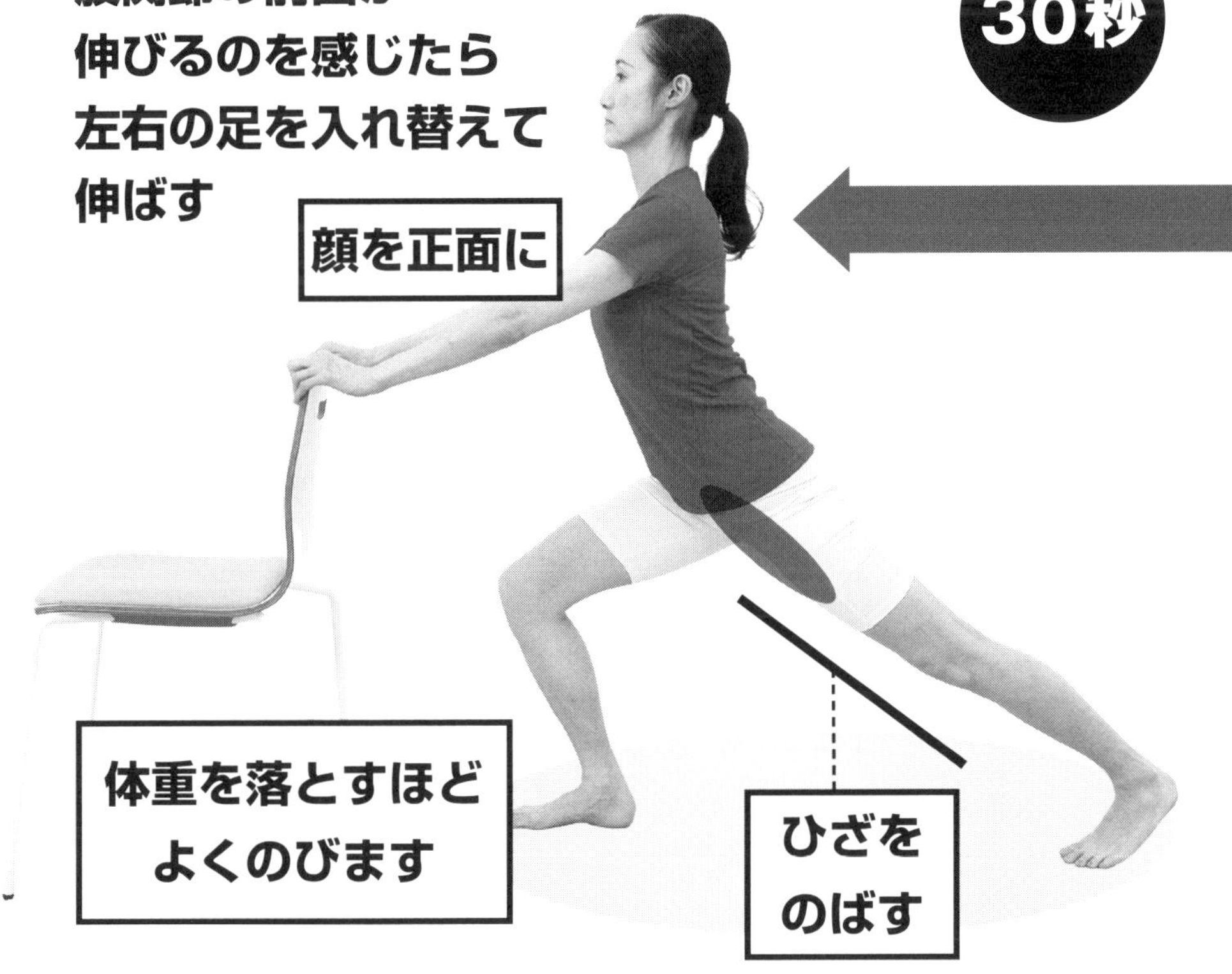
顔を正面に
体重を落とすほど
よくのびます
ひざを
のばす

【デイリーケア④】

ひざの曲げ伸ばし

ひざの曲がった
悪い姿勢を
予防します。

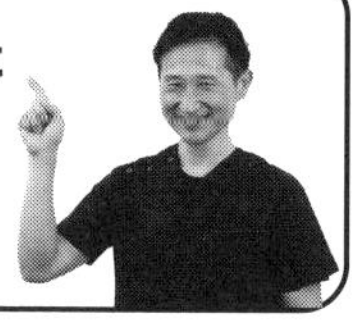

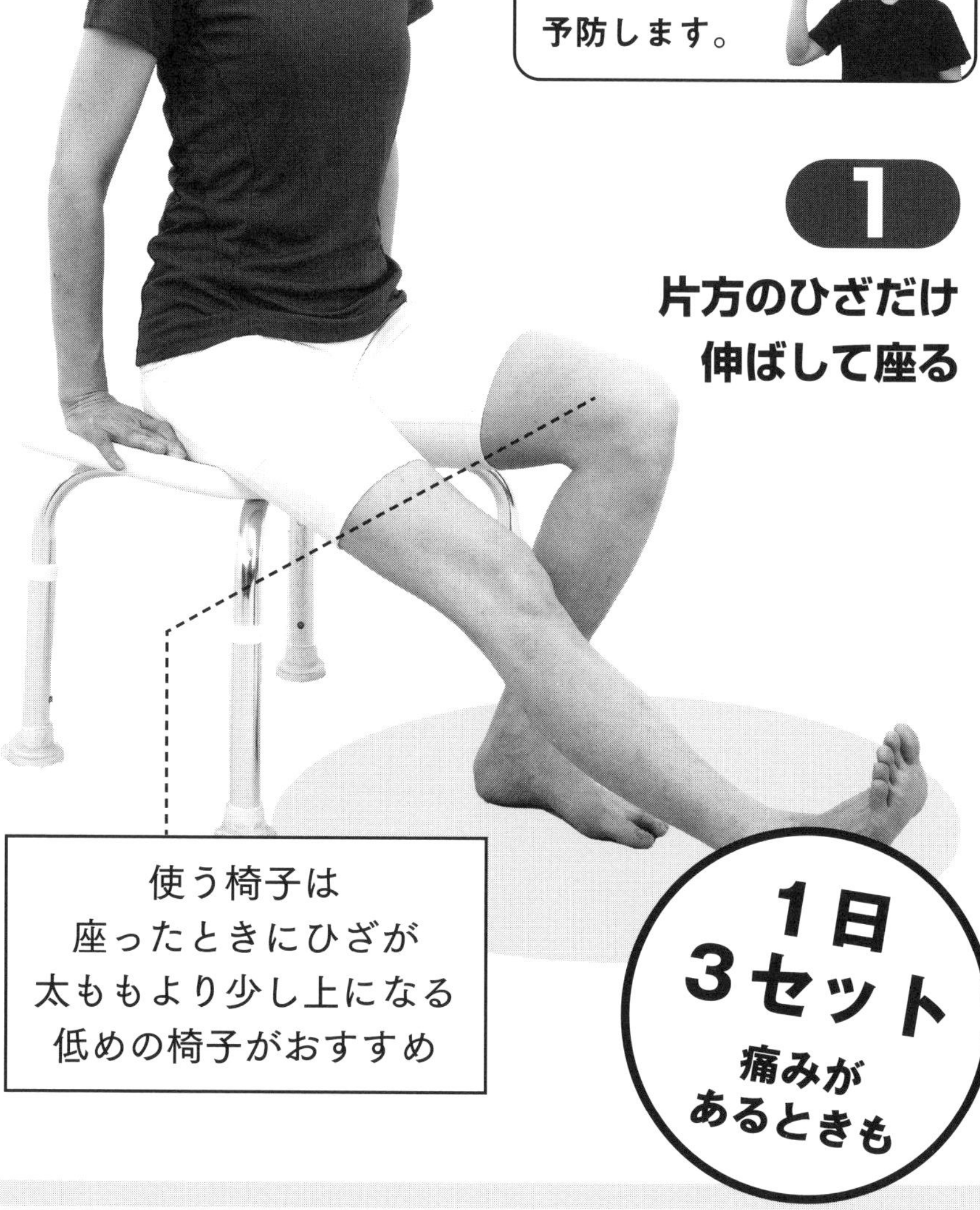

1

片方のひざだけ伸ばして座る

使う椅子は
座ったときにひざが
太ももより少し上になる
低めの椅子がおすすめ

1日 3セット

痛みがあるときも

2

ひざを持ち上げて
大きく曲げる

かかとを太ももに
できるだけ近づける

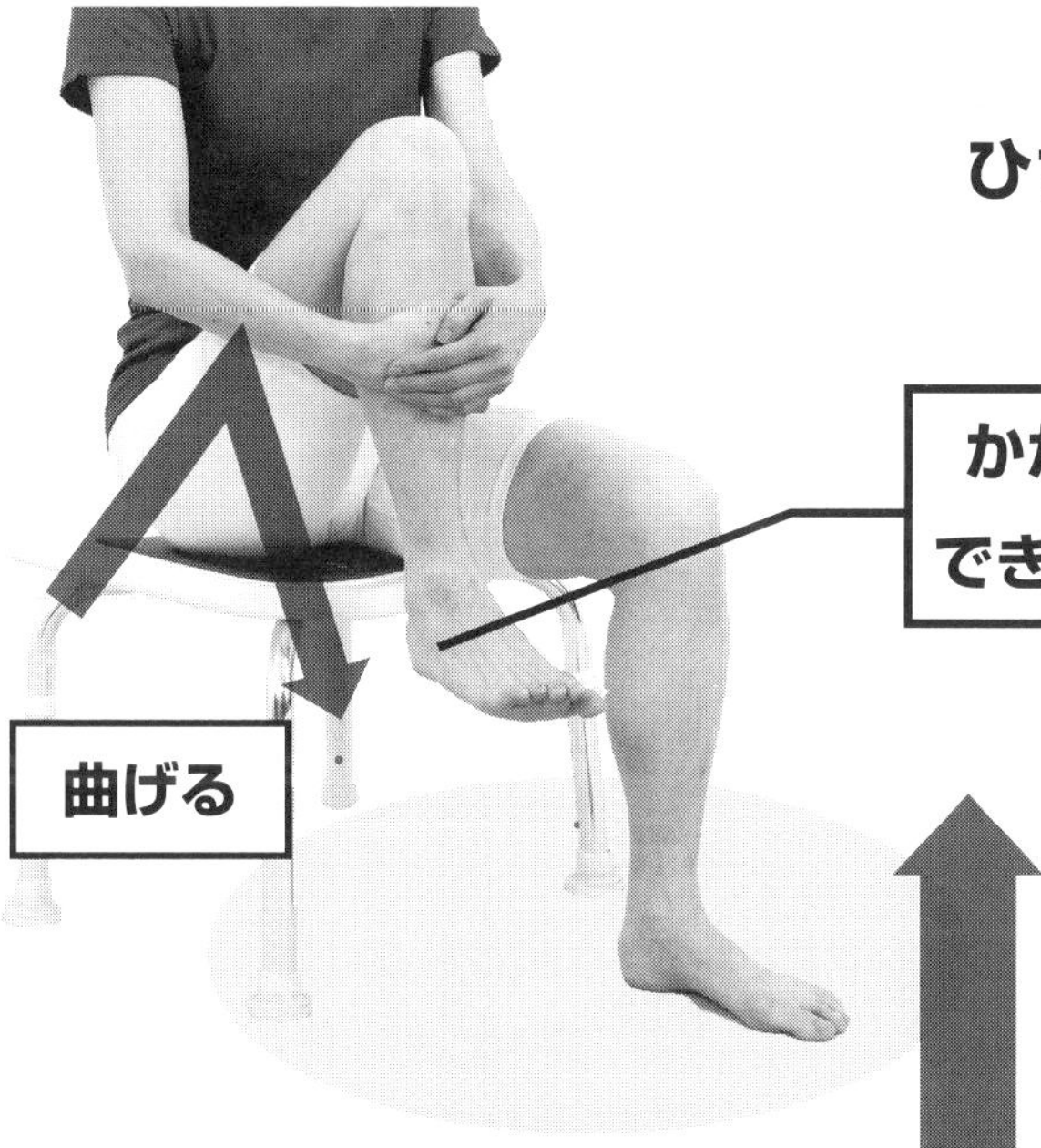

30秒

3

ひざを手で
押しながら
しっかり伸ばす

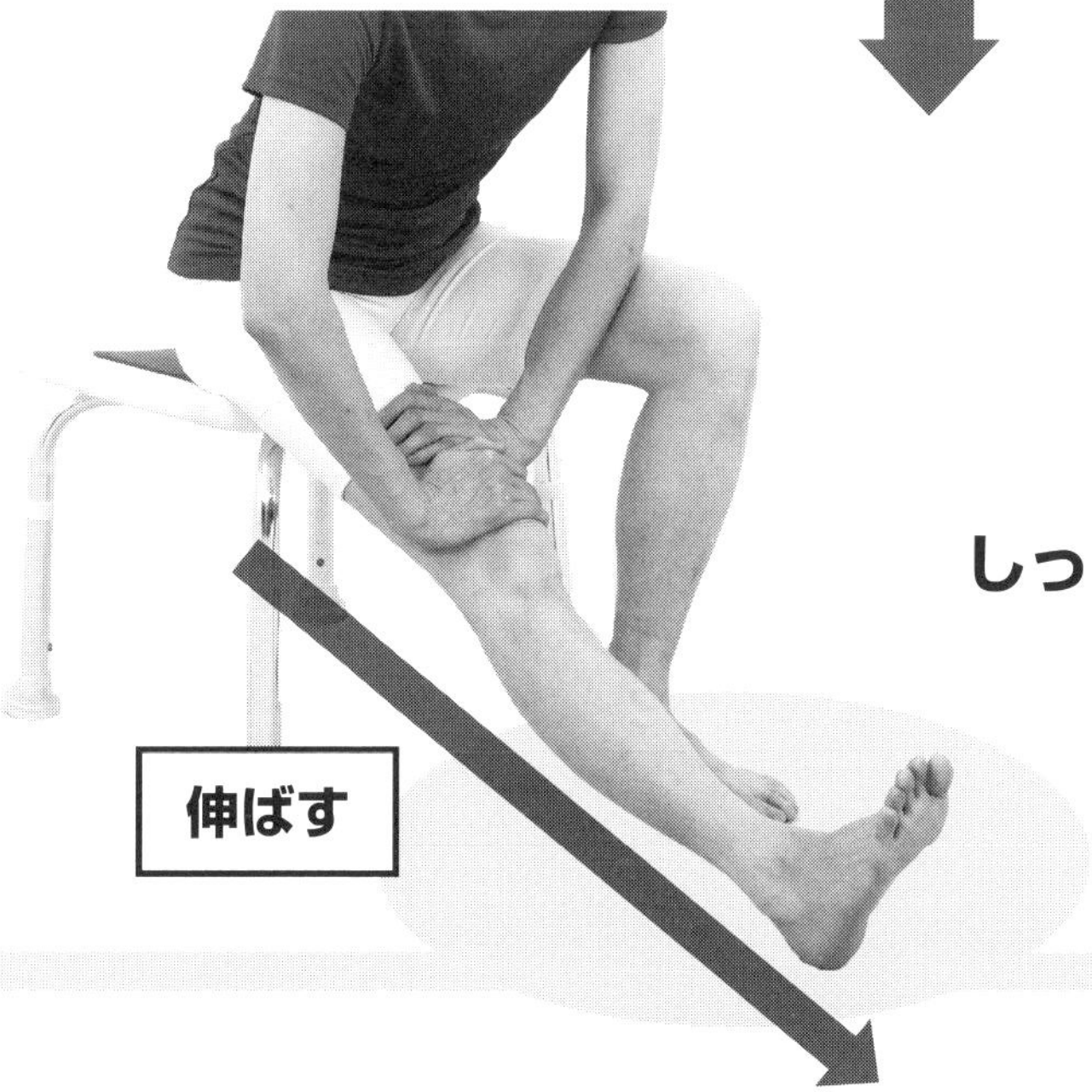

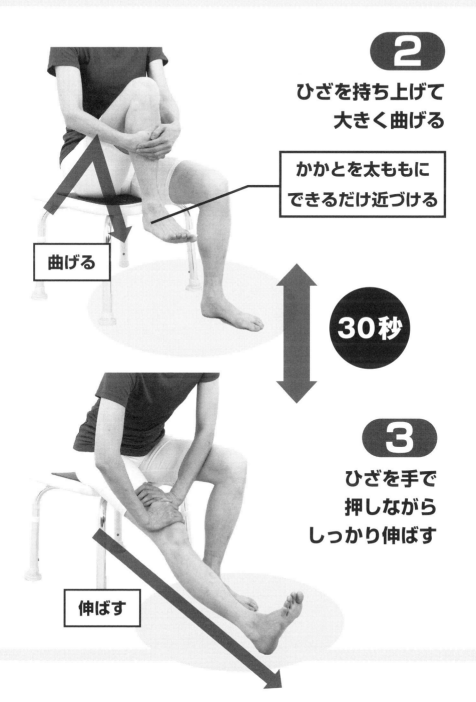

【デイリーケア⑤】

猫のびストレッチ

背中が伸びると
腰への負担が
軽減します。

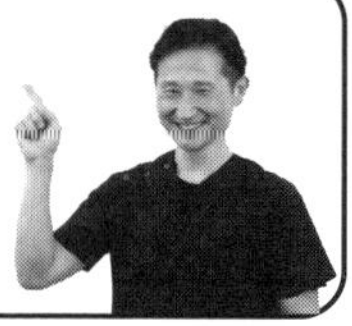

ひざは直角に立て
お尻を真上に

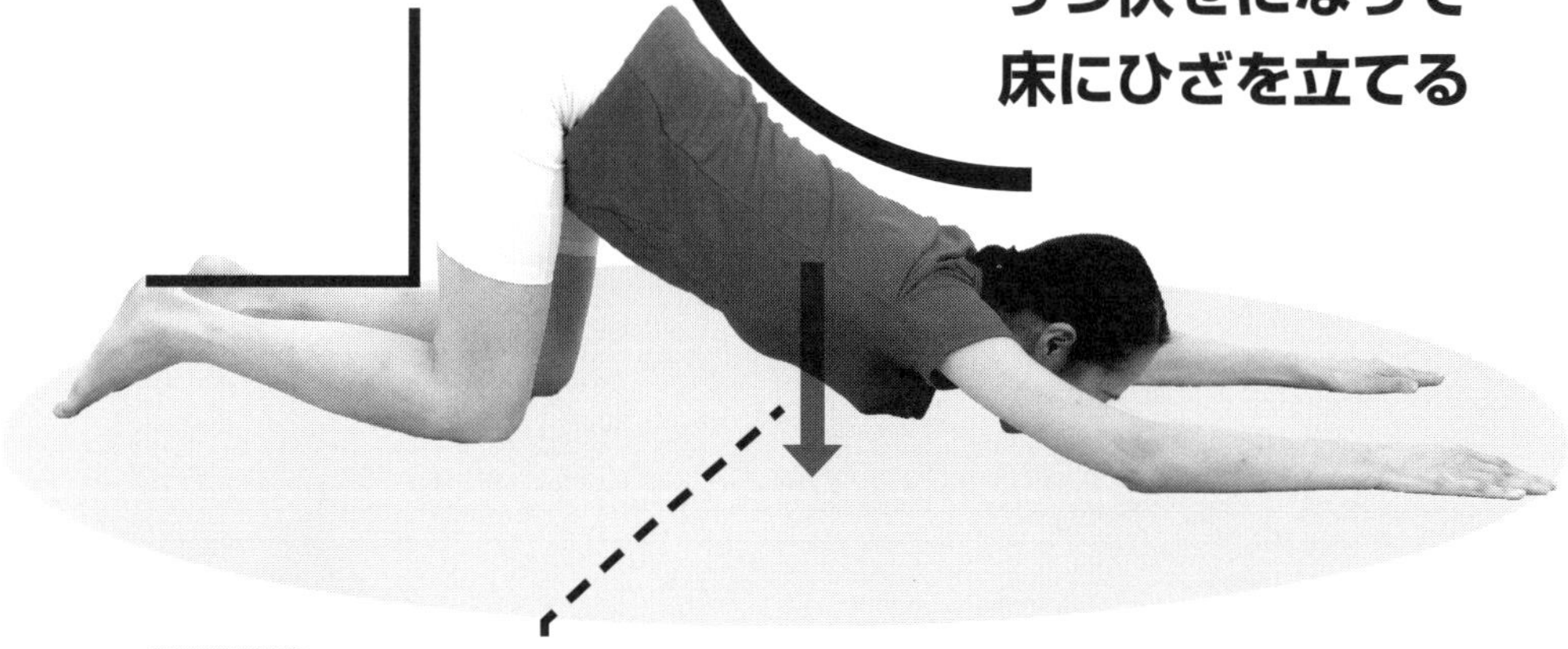

1

うつ伏せになって
床にひざを立てる

2

胸を床に押しつけるように
胸をそらす
一度姿勢をゆるめて
5回繰り返す

1日
3セット
痛みが
あるときも

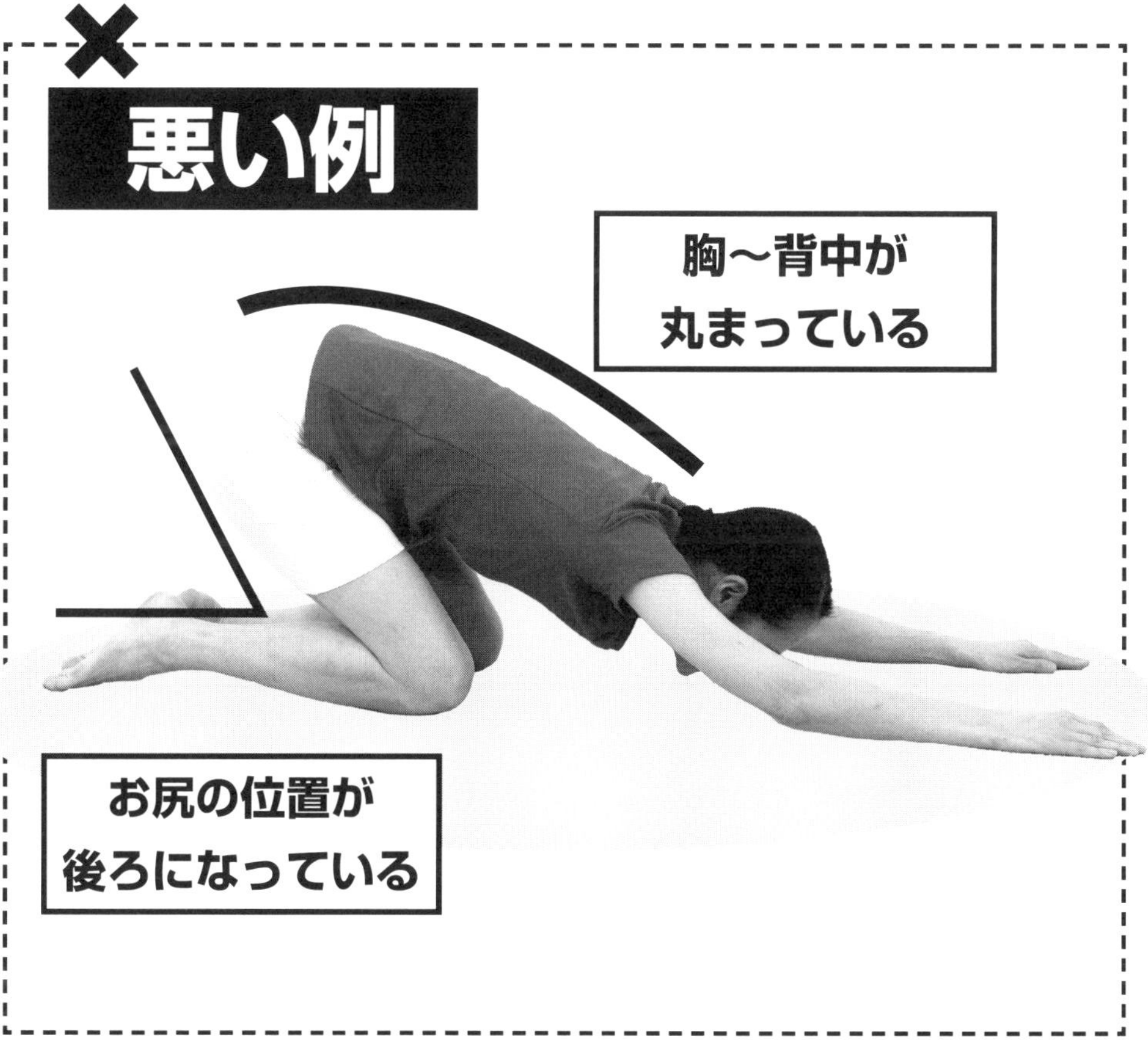
×
悪い例
胸〜背中が
丸まっている
お尻の位置が
後ろになっている

丸まりがちな背中を
反らしてリフレッシュする
イメージで！

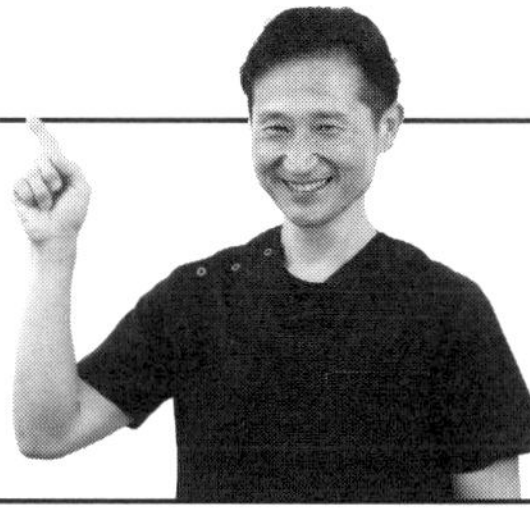

【デイリーケア⑥】

正しい立ち方

悪い姿勢

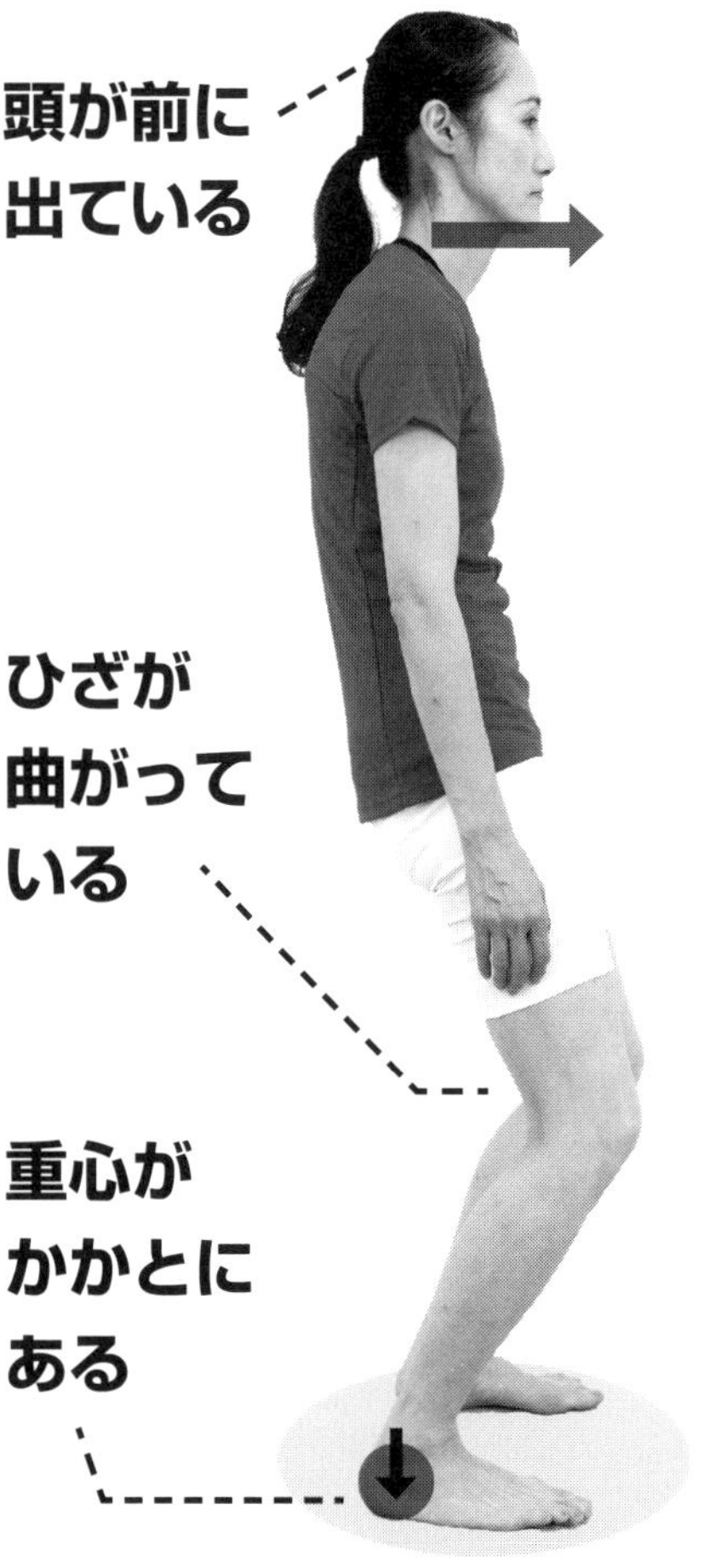
頭が前に
出ている
ひざが
曲がって
いる
重心が
かかとに
ある

良い姿勢

あごを
軽く引く
みぞおち
を上げる
体重を
足の裏の
中心に
かける

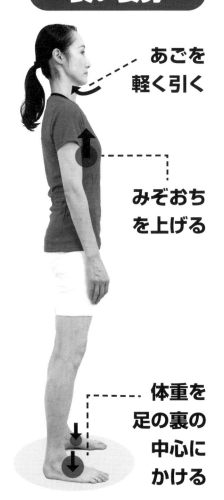

「良い姿勢だと、疲れにくい」というのは多くの人の実感としてあるのではないでしょうか。猫背になり、腰が後ろに動き、ひざが曲がった姿勢を見ると多くの人が「動くのが大変そうだな」という感想を抱くはずです。

その考えは医学的にも正しいです。人の体は骨や皮膚を介して全身がつながっているため、どこか1カ所に不調があれば他の箇所にも負担がかかります。反対に言うと、**機能的に問題がない体はとても効率よく力が伝わっていき、立つにしても歩くにしても無駄が少なく、効率的に動かすことができます。**つまり、痛みが生じにくい体であると言えるでしょう。

ひざが痛い方はひざをまっすぐにして立つことが難しいかもしれませんが、少しずつでもこの正しい姿勢をとる意識を持ってください。思い出したときに**みぞおちを軽く上げるだけでも「姿勢エクササイズ」になります。**継続して正しい姿勢を体に思い出させてあげましょう。

なお、ここで言う「正しい姿勢」とは、横から見たときに耳・肩・骨盤・かかとが一直線で結べる姿勢です。鏡を見ながら行いましょう。

※下肢の痛みが腰から来ている場合は、良い姿勢で立つとかえって痛くなることがあります。その場合は無理をしないでください。

【デイリーケア⑦】

片足立ちトレーニング

正しい立ち方ができるようになったら、あわせて行いたいトレーニングです！

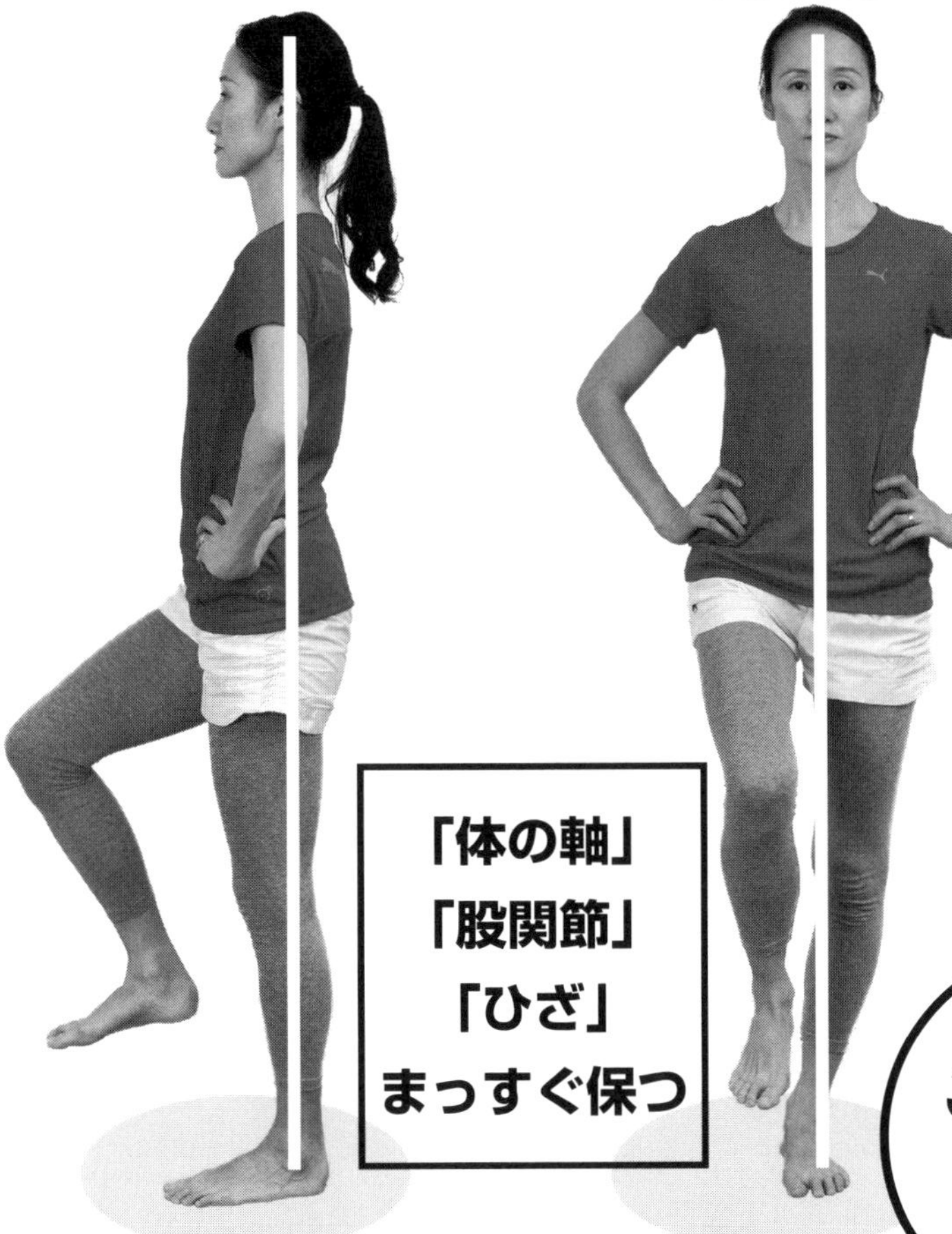

1

右足を少し上げて維持する

15秒

「体の軸」
「股関節」
「ひざ」
まっすぐ保つ

1日3セット

痛みがあるときも

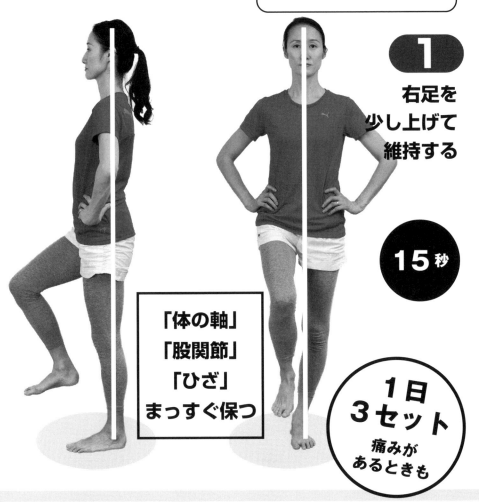

15秒

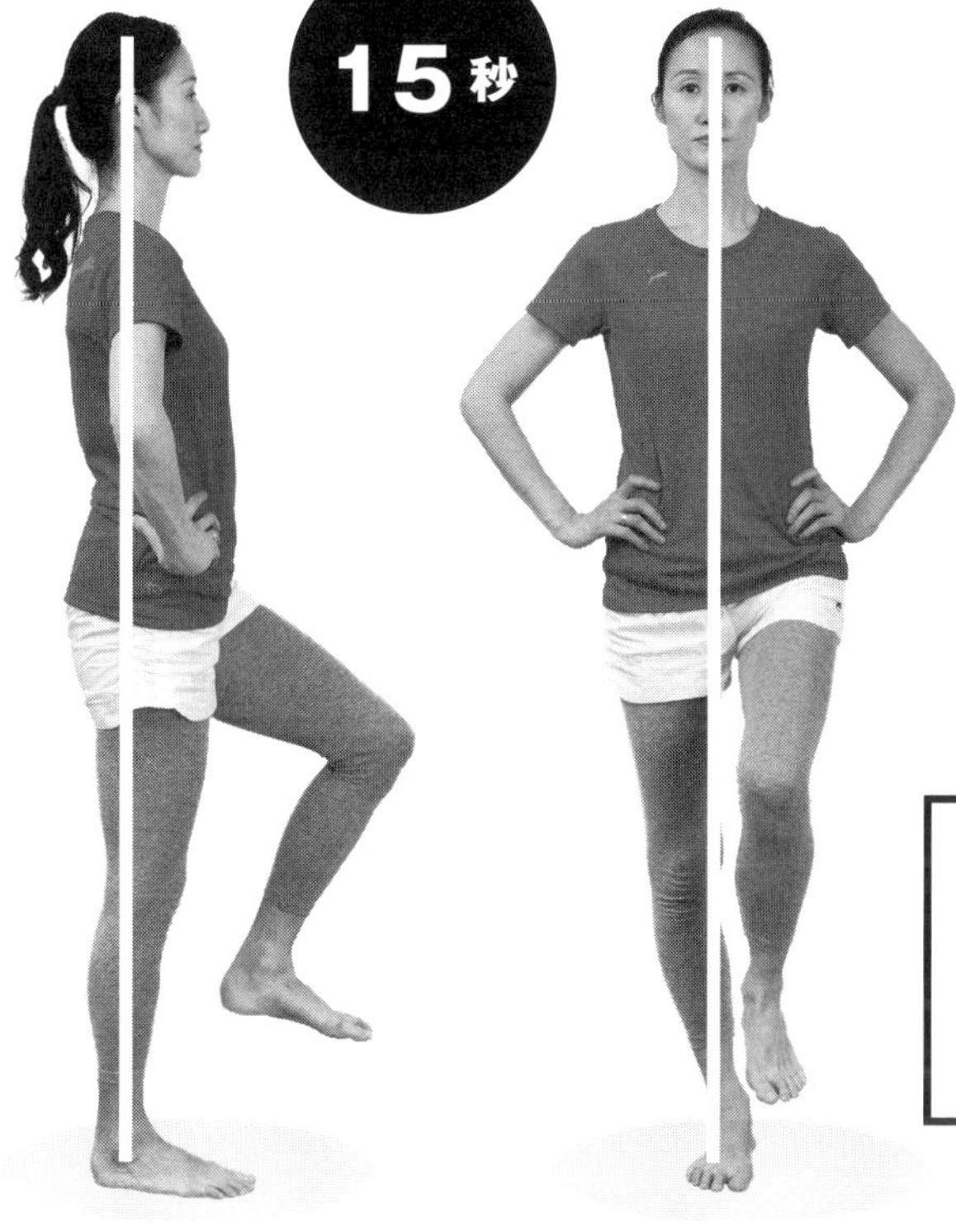

2

**左足も同様に
少し上げて
維持する**

**足の裏の
ど真ん中に
体重を乗せる**

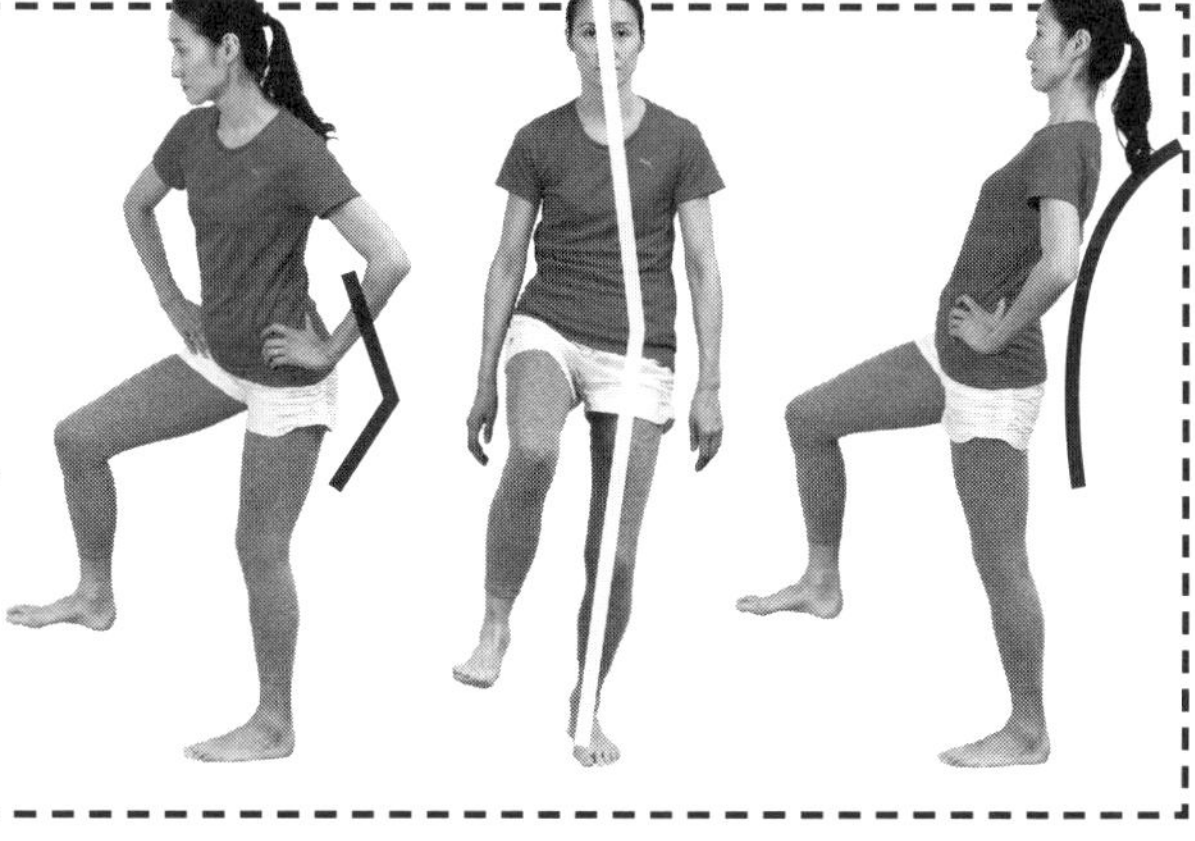

✖

**体重のかけ方が
崩れていると
効果が薄いです**

【デイリーケア⑧】

正しい座り方

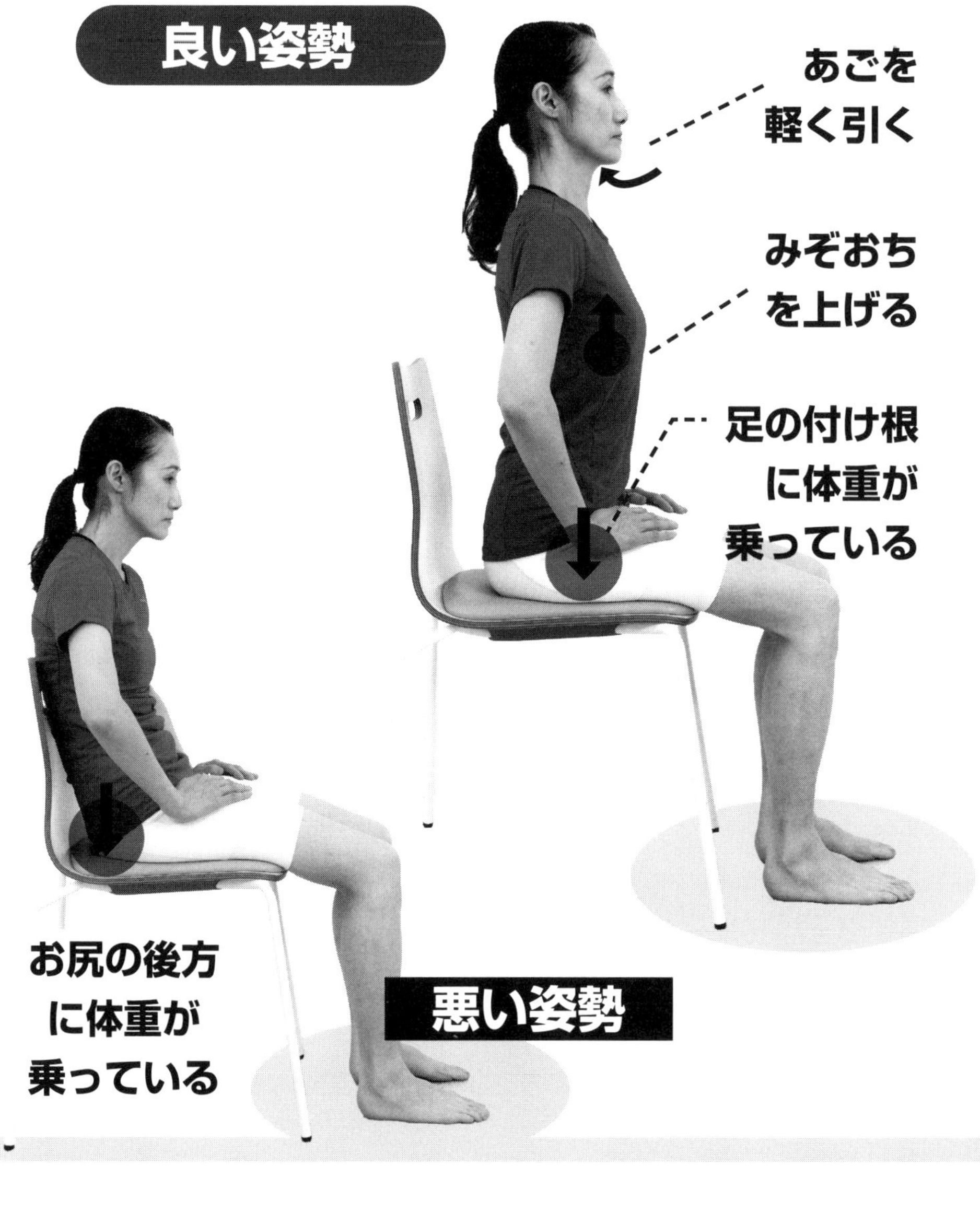
良い姿勢
あごを
軽く引く
みぞおち
を上げる
足の付け根
に体重が
乗っている
お尻の後方
に体重が
乗っている
悪い姿勢

立ち方と同様に、座り方にも意識を向けてみましょう。

椅子に座るときに姿勢が崩れる人は多いです。背中が丸まり、浅く腰掛けることで腰が丸まり、頭が前に突き出て、足も開いてしまいます。これだと**腰や首、背中に大きな負担がかかってしまいます**。

姿勢の悪さは体のゆがみを生じさせ、それがひざをはじめとする各部位への負担になるわけですが、負担がかかるのは骨格や筋肉だけではありません。

外側から見ることができない、内臓にも大きな負担がかかっているのです。

内臓は肋骨や背骨に守られるようにして体の内側に収まっています。**背中や腰が丸まると、内へ内へと圧力がかかるので、内臓はどんどん苦しくなります**。肺も圧迫されるため息苦しさも生じるでしょう。

下肢の痛み・痺れといった症状だけでなく、「息苦しい」「なんとなく調子が悪い」といった症状も、姿勢を正すことで改善できることがあるかもしれません。

【デイリーケア⑨】

正しい歩き方

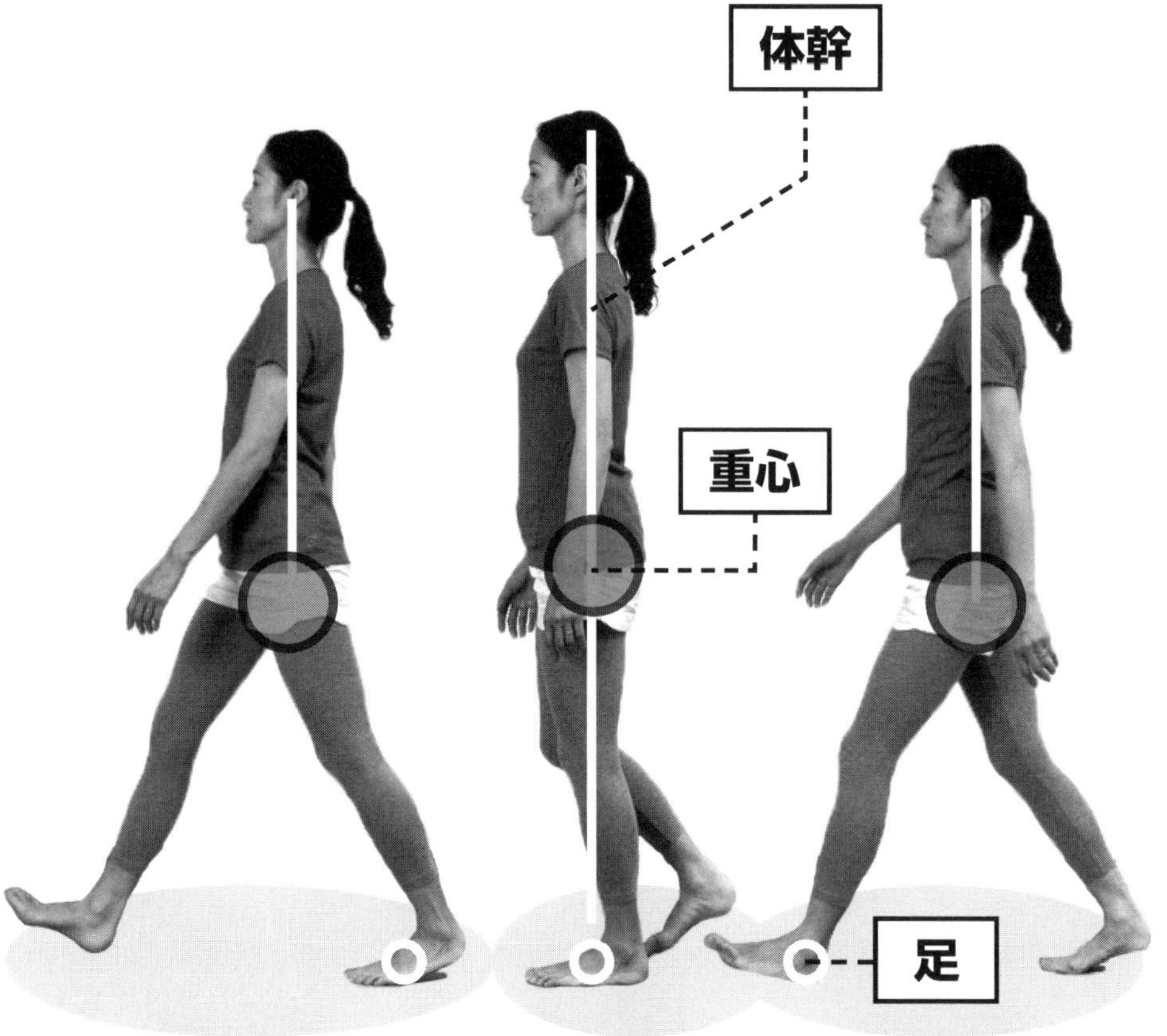

1 足を地面につける

2 足の真上に重心が乗る

3 足より前方に体幹を運ぶ

「歩く」とは、人間にとって最も基本となる運動です。あまりにも当たり前に行うため、自分がどのような歩き方をしているか、把握できていない方の方が多いでしょう。

歩行は基本的な運動であると同時に、衰えが現れやすい運動でもあります。体幹、腰、ひざ、足首、つま先にいたるまで全身のバランスをうまく保ったまま、片足ずつ宙に浮かせながら前へ足を進める……このように複合的な動作が求められるため、バランス感覚が衰えると一気に歩行動作の見た目に現れるのです。

もう少し詳しく説明しましょう。歩く動作は、大きく3つに分けられます。

①足を地面につける
②その足に重心を乗せる
③その足よりも上半身を前に運ぶ

この3つの動作を行うときの骨盤の位置に注目すると、②の足に重心を乗せるときに骨盤が一番高くなっているのがわかります。地面についた足を支点として、振り子のような動きになっていることから「倒立振り子運動」ともいい

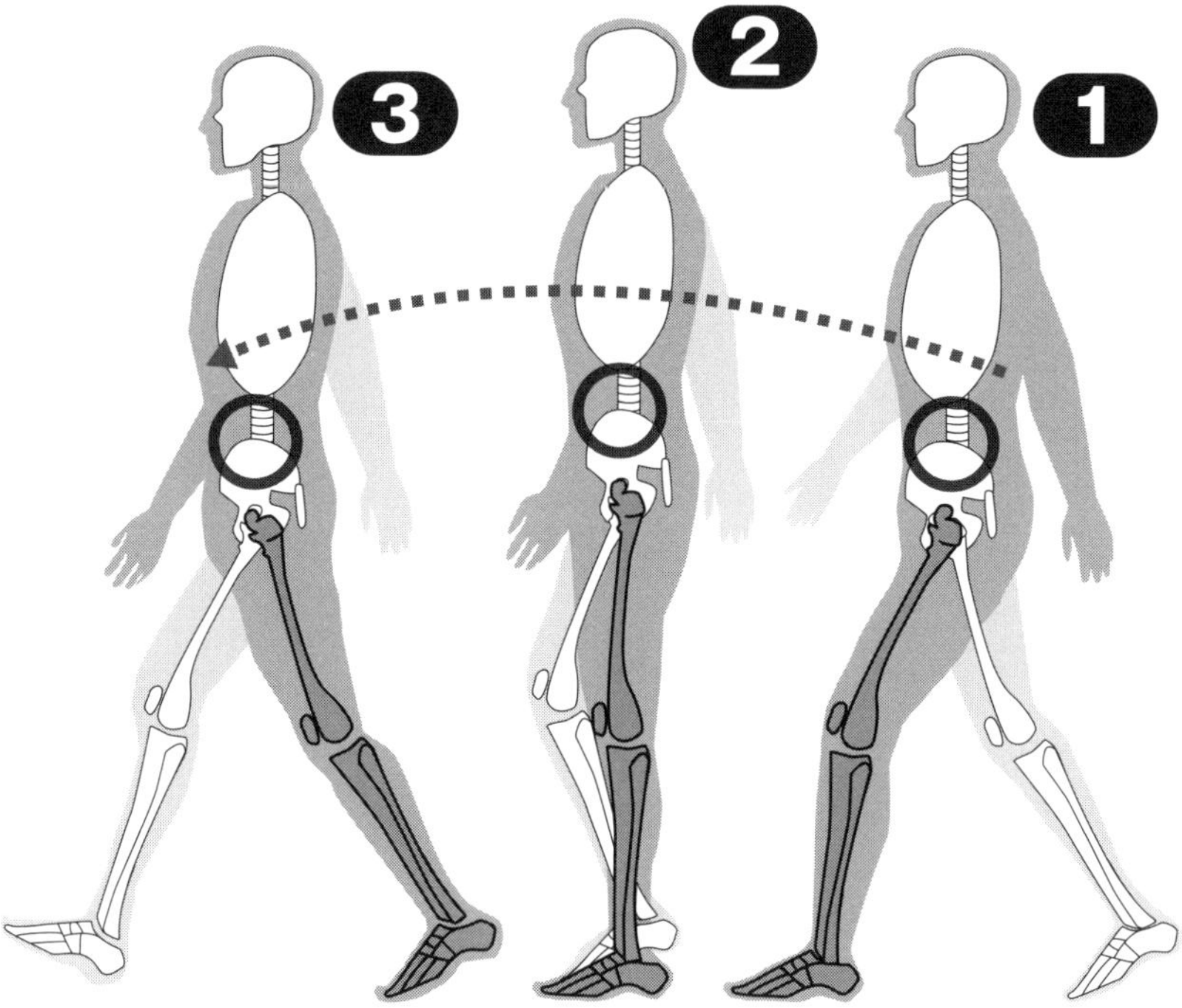

ます。この動きが人体の理想的な歩き方です。

ところが、高齢になると②から③への動きが難しくなります。

理由の1つとして、股関節の動きが硬くなることから、上半身を足より前へ大きく運ぶことが難しいということがあります。②から③への動きを見ると、大腿骨（太ももの骨）の角度が大きく開いていますね。それができなくなります。「大股で歩けない」と言うとわかりやすいかもしれません。

そうなると、ひざも足首も

曲がり、小股でゆっくりと歩くことしかできなくなってしまうのです。

そうはいっても、ひざや足に痛みがあると正しい歩き方を無理に行うのはかえって体を痛めることになります。

そこで、**③のときに少しでも体を前に運ぶ意識を持ってください。みぞおちを、少しだけ足の前に持っていくイメージです。**

それを意識すると、自然と背筋が伸びるのがわかるでしょう。背筋が伸びると歩幅もいつもより大きくなります。すぐに完璧にはできなくても、理想的な歩き方に少しずつ近づいていくのです。

無理のない範囲で行いましょう。

【デイリーケア⑩】

温め方

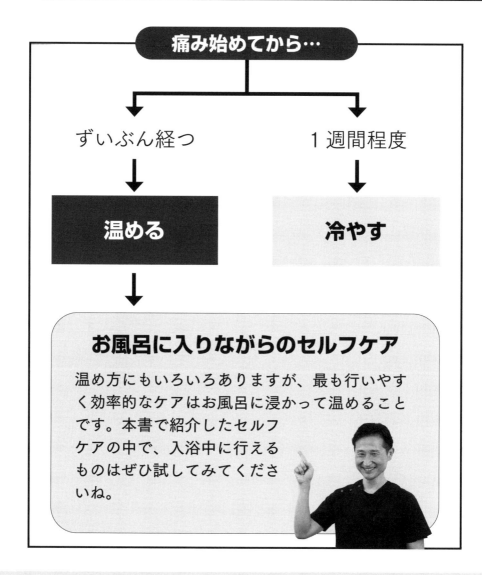

痛み始めてから…

ずいぶん経つ → **温める** → お風呂に入りながらのセルフケア

1週間程度 → **冷やす**

お風呂に入りながらのセルフケア

温め方にもいろいろありますが、最も行いやすく効率的なケアはお風呂に浸かって温めることです。本書で紹介したセルフケアの中で、入浴中に行えるものはぜひ試してみてくださいね。

痛みがある場合、患部を温めた方がいいのか冷やした方がいいのか、迷われる方も多いと思います。多くの湿布薬は貼るとひんやりしていますし「冷やした方がいいのかな？」と思うこともあるでしょう。

温めるか冷やすかは、「痛みが出てからどのくらい経過しているか」を考えて決めます。

ずっとつらい慢性痛は温めたほうが良いですね。

一方で、痛み始めてから1週間程度は冷やしたほうが良いことが多いです。痛む部分に触れてみて温かく（熱く）感じるようなら冷やして様子を見ましょう。冷やすときは水で濡らしたタオルやアイスノンなどで20～30分程度を目安に、冷やし過ぎないように気をつけてください。

とはいえ温めても（冷やしても）なんだかしっくりこないと感じる場合もあるはずです。どちらも試してみて、楽になる方を選択するのでも良いでしょう。

【デイリーケア⑪】
インソール

歩くときの痛みや
体のバランス改善
に効果的です！

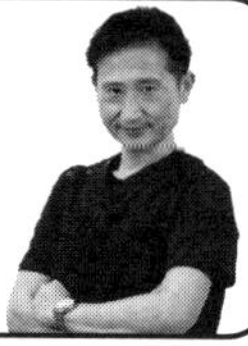

表　裏

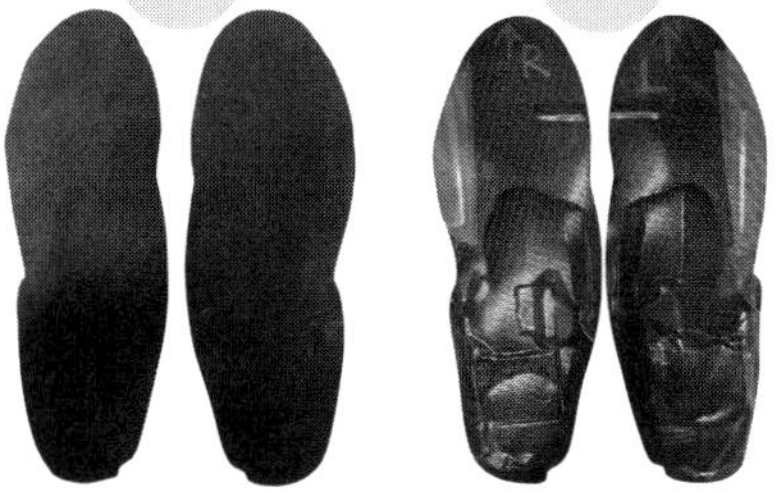

インソール

1 体のパフォーマンスを評価します

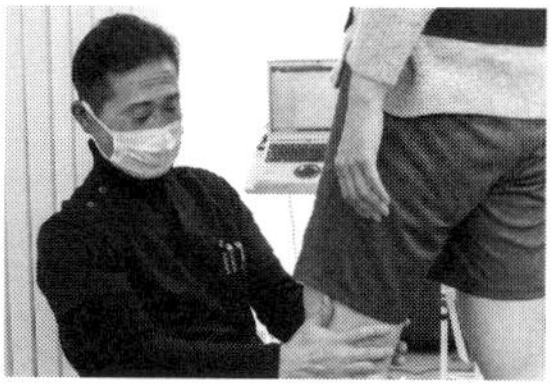

2 0.2mm 間隔で採寸・研磨します

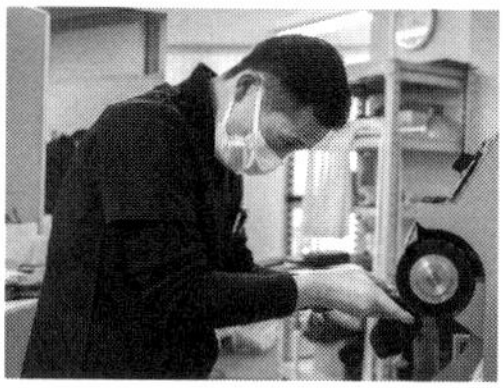

3 インソールを作製

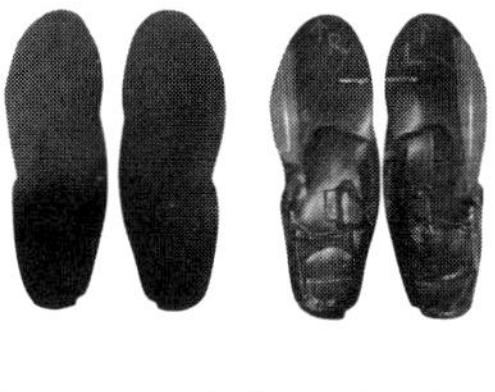

4 装着した状態での動作を見ながら改善

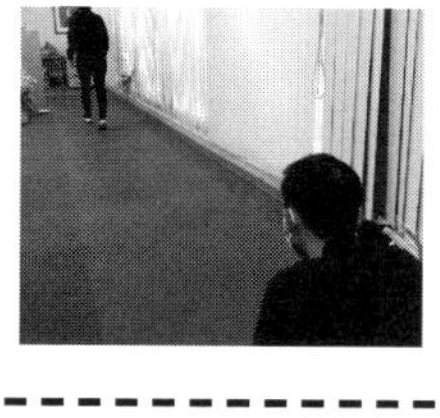

118ページで「正しい歩き方」をご紹介しましたが、どうしても自分一人では良い歩き方を習得できない、よくわからないという方もいらっしゃるかもしれません。

そういった方にお勧めしたいのが、「インソール」の導入です。インソールは靴の中に入れる中敷きで、一般に売られているものだと、靴のサイズ調整や歩くときの衝撃吸収のために使われています。

しかし、**専門的に自分専用のインソールを使うと、自分で意識しなくても歩き方をコントロールできるようになり、より効果的な歩き方を習得することができます**。私の施設にはトップアスリートの他にも、歩くときに痛みを抱えていたり体のバランスを整えたいという一般の方も、インソールを作製しに多くいらっしゃいます。

私の運営する施設に限らず、専門的なインソールを作っている施設は数多くあります。インターネットなどで調べて、目的や効果を確認したうえで作ってみるのもいいでしょう。

自分でストレッチや体操などを試し尽くしたけど効果が実感できないという方は、インソールの導入も検討されてみてください。

おわりに

本書で紹介した「原因部位発見メソッド」および、痛みの原因組織に対するセルフケアはいかがでしたか。中には「こんなに簡単な方法でいいの?」と思うようなものもあったかもしれません。しかし、きちんと原因を特定し、原因組織への適切なケアを行うことができれば、あなたの長年の下肢の痛み・痺れなどの症状はきっと改善に向かうはずです。

長く病院に通っても痛みが治らず、本当の原因すらわからないという患者さんは少なくありません。そのような状態で行う治療が本当に患者さんのためになっているのか、一医療従事者として疑問に思っていました。

私の施設での施術をご希望の方は、左記の案内をご参照ください。私と私の弟子たちがあなたのからだをチェックし、ケアいたします。

本書が一人でも多くの方を、悩みから救うことにつながることを願っています。

2023年7月　園部俊晴

【主要参考文献】
・『園部式ひざ痛改善メソッド』園部俊晴（彩図社）
・『園部式歩行改善メソッド』園部俊晴（運動と医学の出版社）
・『30秒の「臀筋ほぐし」で下半身のつらいしびれ・痛みは消せる！』園部俊晴（ＰＨＰ研究所）

理学療法士 園部俊晴の

「コンディション・ラボ」へのお問い合わせ

電話番号：０４５−８８４−８６６９

アクセス：東急田園都市線「あざみ野駅」西口下車徒歩３分

ホームページ：https://conditionlabo.com/

こちらのQRコードからも
アクセスできます→

【著者略歴】

園部俊晴（そのべ・としはる）

1991年、理学療法士（国家資格）取得。同年に関東労災病院リハビリテーション科に勤め、同病院で26年間勤務ののち「コンディション・ラボ」を開業。

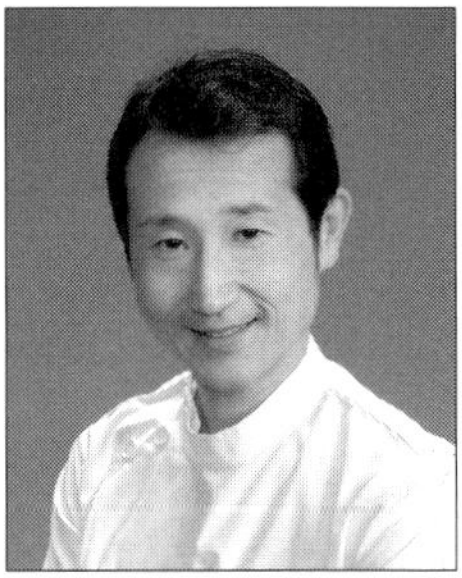

足・膝・股関節など、整形外科領域の下肢障害の治療を専門としている。故・入谷誠の一番弟子。一般の人だけでなくスポーツ選手にまで幅広く支持され、自身の治療院は約1年待ち。多くの一流アスリートや著名人などの治療も多く手掛ける。

身体の運動連鎖や歩行に関する研究および文献多数。著書多数。新聞、雑誌、テレビなどのメディアにも多く取り上げられる。また、運動連鎖を応用した治療概念は、専門家からの評価も高く全国各地で講演活動を行う。

園部式 脊柱管狭窄症 改善メソッド

2023年8月23日　第一刷

著　者　園部俊晴

発行人　山田有司

発行所　株式会社　彩図社《さいずしゃ》

〒170-0005

東京都豊島区南大塚3-24-4　ＭＴビル

TEL 03-5985-8213　FAX 03-5985-8224

印刷所　シナノ印刷株式会社

ＵＲＬ　https://www.saiz.co.jp

https://twitter.com/saiz_sha

ISBN978-4-8013-0670-7 C0077